「気」が引き出す驚きの人間力

目に見えない力があなたの人生を変える

宇城憲治

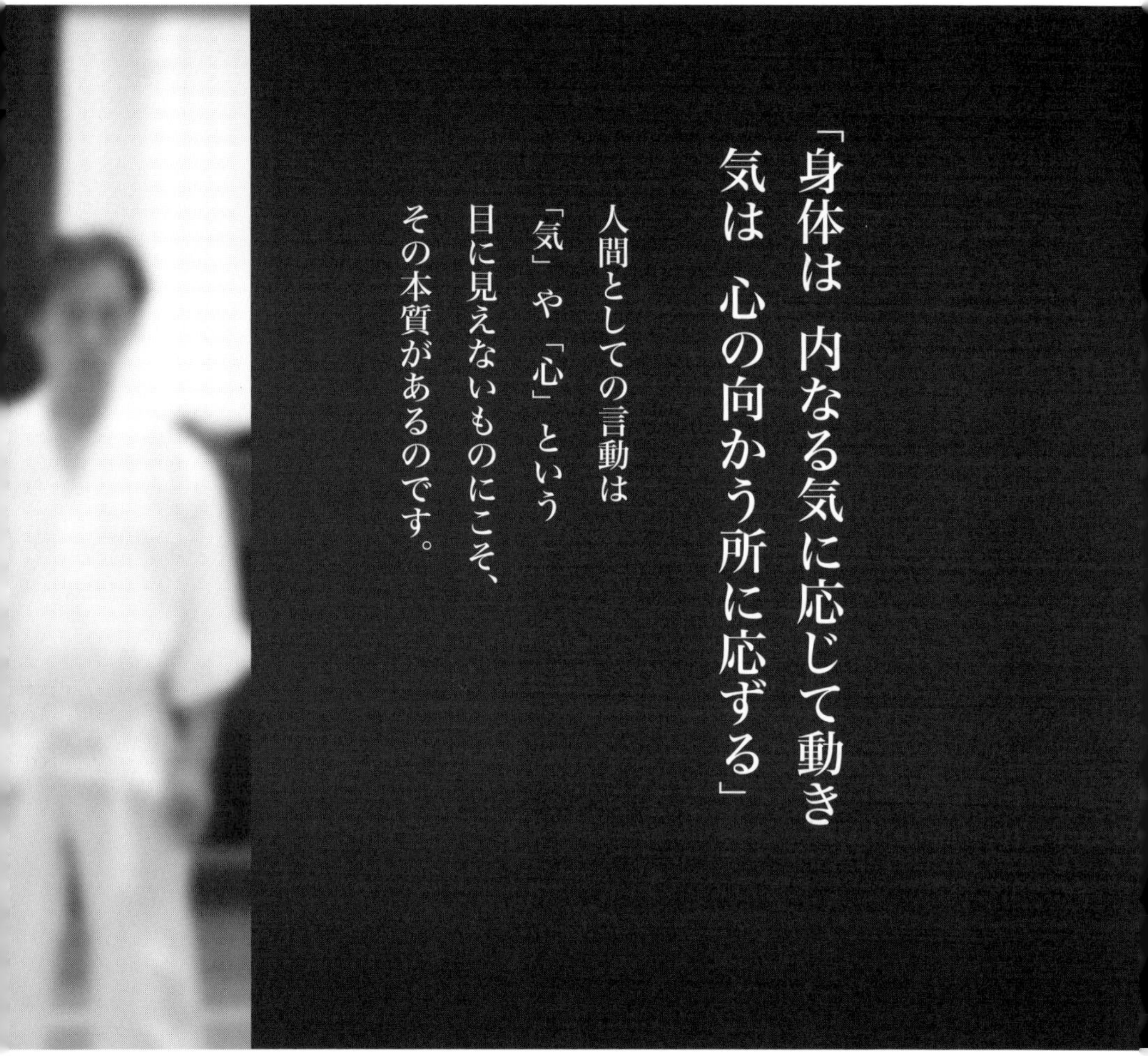

「身体は　内なる気に応じて動き
気は　心の向かう所に応ずる」

人間としての言動は
「気」や「心」という
目に見えないものにこそ、
その本質があるのです。

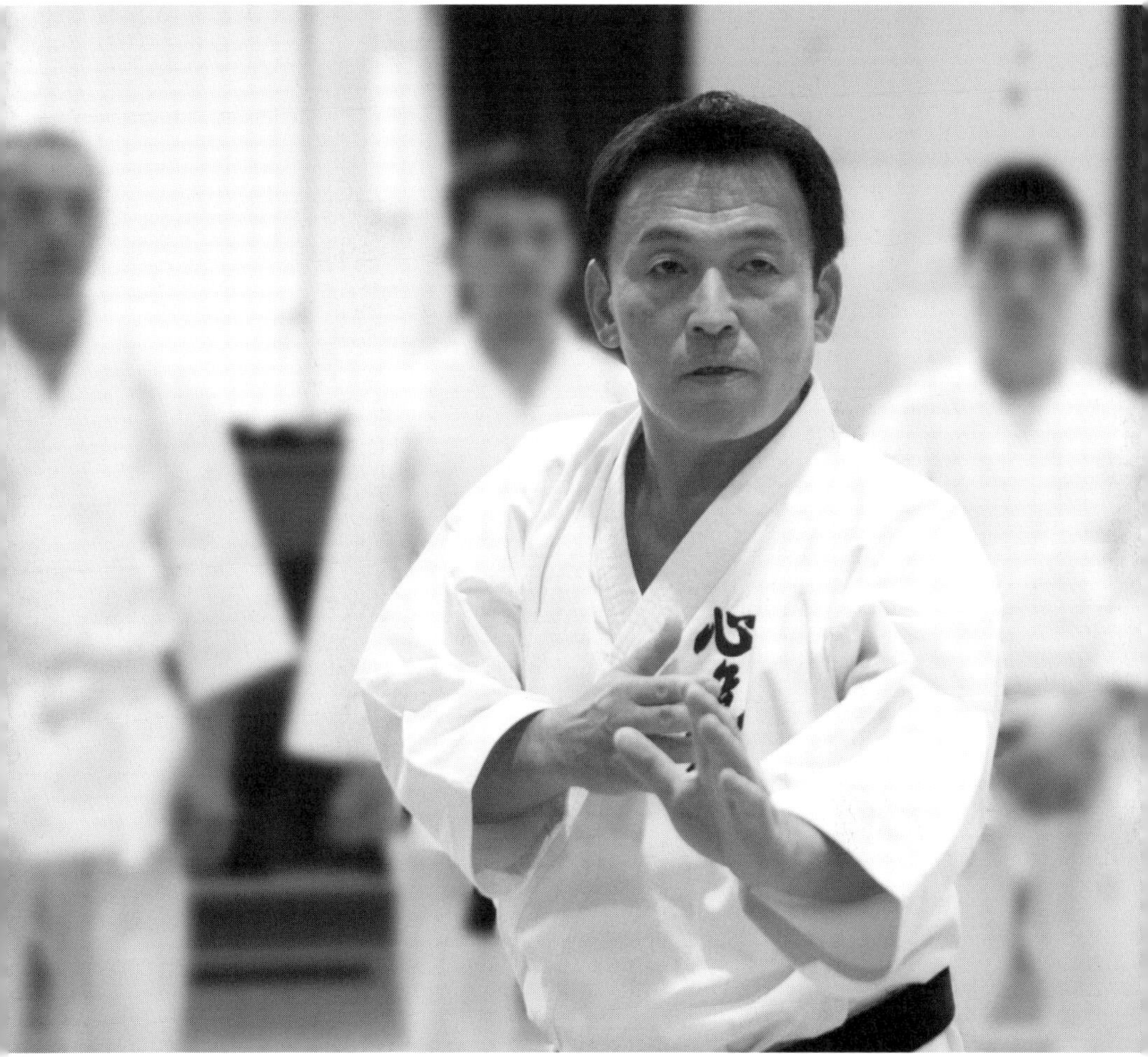

東京空手実践塾

はじめに

本書は気と人間に焦点を当てています。

「人間とは」――それを論じる体系と裏付けが見えてきたからです。

気による数多くの実証事実から、人間の可能性が見えてきたからです。

人間は、誰もが生まれながらに潜在能力を持っています。しかしほとんどの人はその能力が自分の中に眠っていることに気づくことはありません。それどころか、むしろ開花させることなく生涯を終えてしまう人のほうが多いかもしれません。

現在、私は「気」というエネルギーを使ってその潜在能力の存在に気づかせ開花させる指導を展開しています。それは、今の常識ではあり得ないようなことを体験することによって、すなわち自分では不可能と思っていたことが実際にできる、という体験を通して、自分の中にある潜在能力に気づき、それを開花させるという実践です。つまり人間力の向上です。

この人間力向上への実践プログラムは、自分の本来の潜在能力に気づくことで、停滞していた自分の時間が動き出し、スピードが変わり、変化・成長が始まるというものです。実際この変化によって国内はもちろん、海外でも、多くの人がこれまでにない自己を発見し、新たな成長の道を歩み始めています。そうした気による変化実証は、これまで拙著で数多く紹介してきましたので、参考にしていただければと思います。

この「気」というエネルギーによって多くの人が変化するのを実際に見てきて、あらゆる事象を解き明かしているように見える科学が、こと人間に関する分野においては根本的な勘違いをしているのではないだろうかという疑問を持つようになりました。

今世界を見た時に、あらゆるところ、あらゆることで行き詰まり感が生じています。それは私たち人間のあり方、考え方、行動に起因し、かつ時代を引っ張ってきたこれまでの科学が要素還元主義に基づいた部分分析に走り過ぎているからではないかと思っています。

量子物理学では、物質の最小単位は原子であるとしていますが、人間も原子でできているという意味では物質と言えます。しかし人間の喜び、悲しみ、悩みといった感情は、物質には存在せず、「心」にあります。科学的な捉え方で人間をどれだけ分析しようが、そこに答えはないのです。

そのような中にあって、気によって起こる実証事実という立場から、すなわち全体先にありきというあり方から、要素、部分分析に陥りがちな物理学、医学、生物学を始め、さらには脳と心、意識、行動といった脳や精神科学の研究分野に対し、今までにない提案ができるのではないかと考えています。

昨今、多くの科学者が、科学のこれまでのあり方からくる行き詰まり感に気づき出し、科学ではタブー視されがちだった目に見えない世界の心と意識・脳、また心と身体とを結び付けた研究に注目が集まり始めました。特に脳の研究においては、ＭＲＩやｆＭＲＩなどの最新機器の開発により、脳の働きを詳しくデータにとることができるようになったことで、目覚ましい進展が見られるようになりました。

しかし、これら科学の研究、機器を使った検証に共通して言えることは、目に見えない事象を目に見えるようにすることで飛躍的に進歩してきたものの、その理論及び考察は、やはり部分としての域を出ていないということです。

それは「気」によって引き出される人間の潜在能力のあらゆる実証事実からすると、つまり全体という人間力の存在からすると、そうした研究が必ずしも真の姿を示すものではないからです。つまり全体ではなく部分の捉え方になっているということです。

特に生命体を扱う分野においては、部分分析による追究はかえって本質から遠ざかる要因となり、常に全体として捉える本質の研究が急がれるべきだと考えます。

本書で紹介する人間力向上への実践プログラムは、人間は1ミリにも満たない受精卵からお母さんのお腹の中で細胞分裂を繰り返し、やがて60兆個の細胞で構成される一つの切り離せない身体を持った生命体となるという捉え方、すなわち部分ではなく全体としての捉え方に基づくものです。

この実践プログラムは、従来の部分体としての科学の研究の課題点を明らかにするだけでなく、科学に新たな気づきをもたらすとともに、行き詰まり感の突破口にもなるのではないかと思っています。

今の常識ではあり得ないような実証を可能にさせている「気」は、特に日本には、気が利く、気心が知れている、気が気でない、気分がいい、気分が悪い、病気、天気……など、それこそたくさんの気のつく言葉があり、これだけ言葉が残されているということは、昔から「気」は日本の生活に切っても切れない関係があり、その言葉の意味を成す「実体」が、生きていく上での知恵としてそこにあったということだと思います。まさに日本が今に伝える「気」の文化です。

同時にこの「気」は、本書で実証しているように、私たちの中に眠っている本来の力・潜在能力を引き出すエネルギーでもあります。

このように「気」というエネルギーは、本来の人間力とは何かに気づかせる「目に見えない力」として存在し、同時に「気」は、私たちがこの地球上に生かされているという気づきを与えてくれます。その事は感謝や祈りにつながり、そこに謙虚な自分が創生されます。謙虚さこそがまさに人間力の根源と言えます。

本書がひとりでも多くの方にとり、自分の中にある本来の力に目覚め、人間力を取り戻し、真の幸せを得るきっかけとなればと願っています。

２０１８年３月

宇城憲治

「気」が引き出す驚きの人間力　◎　もくじ

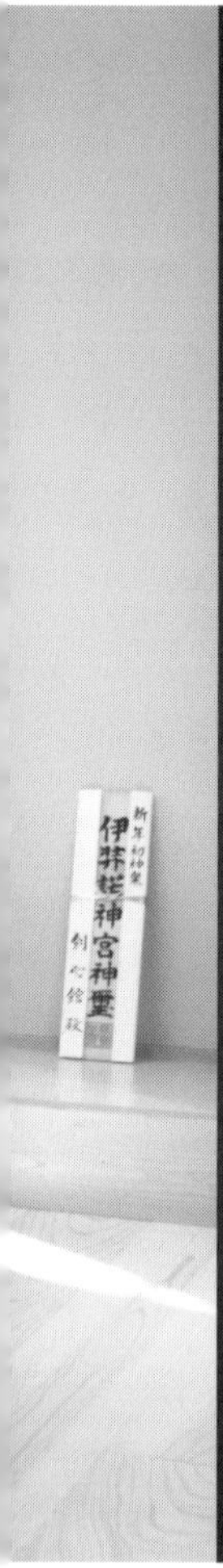

「心正しければ剣正し
剣正しければまた心正しけれ
しかるに剣の修業は
心の修業でもある」

幕末の剣豪・島田虎之助訓

日本伝統の武術の中では「心」を中心とした身体の理論・技法が体系化され、伝統・口伝・型、あるいはこのような訓として残されている。
生か死かという極限に立たされた時、相手を倒す術技以上に、心の安定が重要であることの証である。

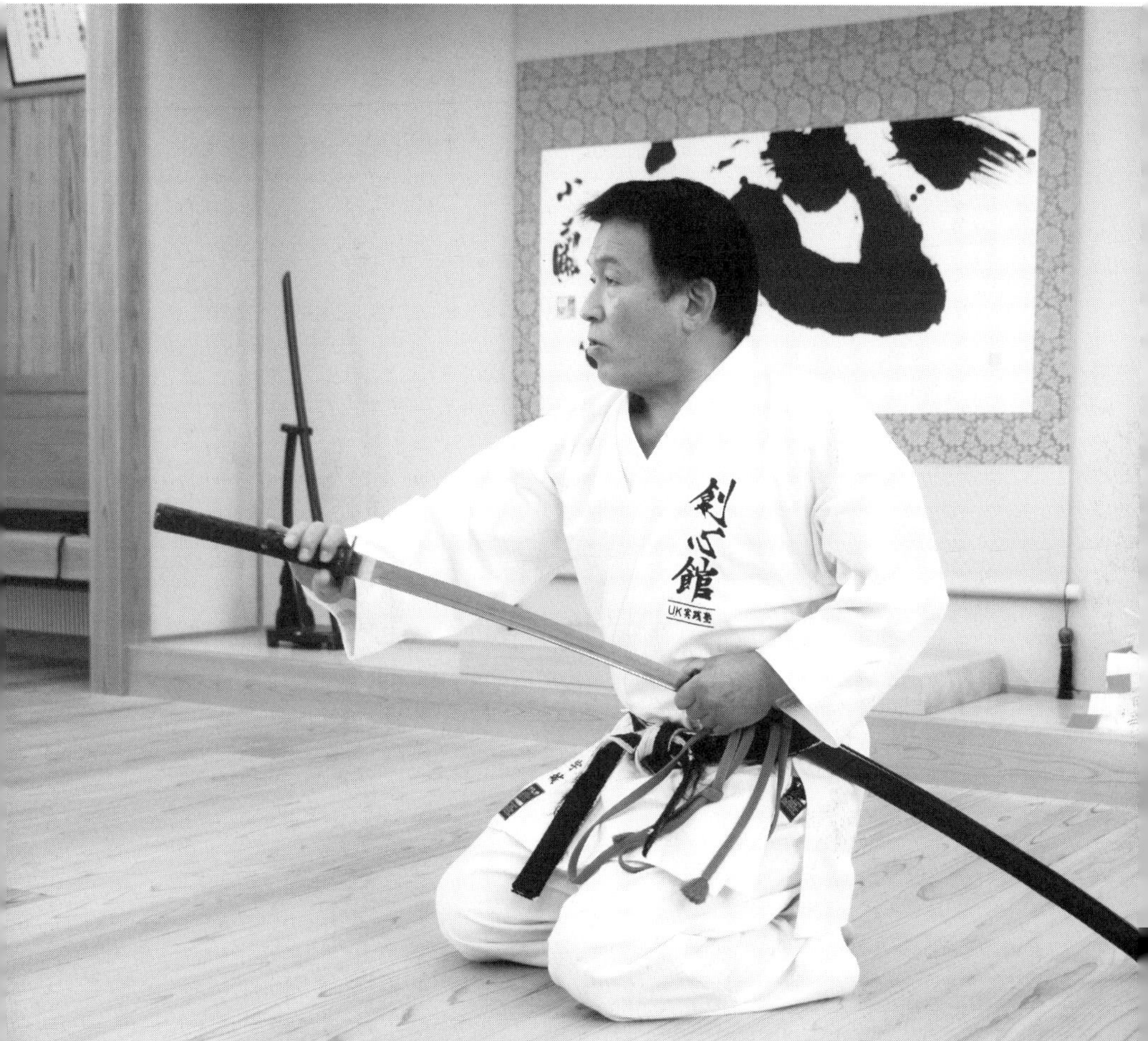

創心館本部道場

第一章

人間の可能性

理論、理屈でなく実証先にありき

今、時代はあらゆるところで、またあらゆることで、答えの見えない世界に突入しています。それだけ変化のスピードが速くなり、先が見えなくなっています。昔であれば神様や仏様やその教えである聖書や経典、教書に目を向け、それを信じ実行することで安心でき、またそれらの経典、教えにはそれだけの重みがありましたが、今や何が正しいか、宗教、科学、ましてや政治においては、その「正しさ」の源泉すら失われてしまっている感があります。

どんなに考え抜いても人間が決める以上、それが「正しい世界」である保証はありません。大事なことは、お互いが実利の幸せを得ること、その真実の中にある確たる根拠を見出すことだと思います。ここが本書の重要なポイントでもあり、まさにそれを可能とする裏付けが「実証先にありき」という根拠です。そしてその実証性の根拠には、さらに「再現性、客観性、普遍性」が伴うことが必須です。その実証事実から見えてくる「人間とは何か」を通して物事を積み上げていくということです。

このように本書においては「気」によって人間の潜在能力を具体的に引き出す

「実証先にありき」をベースにしています。

日本には「言うは易く　行なうは難し」という諺がありますが、まさにすべての理論・理屈は、「言うは易く」の域にあります。本来は「やってみせる」「できる」、すなわち「行なうは難し」の実践が大事であり、それを実証してこそ、その真実がつかめるのです。

しかし、それだけでは足りません。さらに、その先があります。つまりその実証・事実を「行なう」だけでなく、それを自分の中で育て真に身につけるということです。

それが、「言うは易く　行なうは難し」の一歩奥にある「行なうは易く　悟るは難し」の次元です。

部分体から統一体への進化

本来、高い次元にあるはずの人間力の本質は、現在の科学主義的な方法論でひも解くことはできません。今の科学に見る分析型、要素還元型の部分対応で、いくら詳しく追究したとしても、「先に全体ありき」という生命体のあり方からすれば、かえって混乱を引き起こす要因となるからです。

人間は1ミリにも満たない一個の受精卵から細胞分裂を繰り返し、60兆個の細胞となって人間の形と機能を持ち合わせた生命体となります。従って、最初から一個体（ひとつ）として捉えるのは当然なことなのです。部分の追究をいくらつなぎ合わせ統合しても、「ひとつ」という真の全体にはなり得ません。

私は、そうした現状を踏まえて、身体のあり方を便宜上「部分体」[*1]と「統一体」[*2]の二つに分けています。「部分体」とは今の常識にあるような身体の捉え方のことで、動きの主体を筋肉とし、その命令源は頭・意識の指示によるものとします。私が自論としている「統一体」とは、細胞に働きかけ細胞を発動源として動く人間本来の身体のことを言います。

後で詳しく述べますが、大切なことは、まずは**統一体にある人間力が、今の常識に見る部分体といかに次元が違うか**、その明確な差異に気づくということです。

それは高い山から見る視界と、低い山から見る視界とではその全貌が全く異なるのに似ています。高い山に登ってこそ、今まで見えなかった視野が否応なしに広がっていくのです。それだけ今の立ち位置から高い所に行くことで変化するということです。それは、人間力においても同じで、小さな器から大きな器へ向か

＊1 部分体　もともと生命体として統一体であった人間の思考や身体のあり方をわざわざバラバラの部分で捉えるあり方。すべてを部分で捉える分析型思考、部分身体の状態。

＊2 統一体　身体を最初からひとつであると捉えるあり方。また身体のみでなく、心と身体が一致している状態を言う。著者創案の用語。

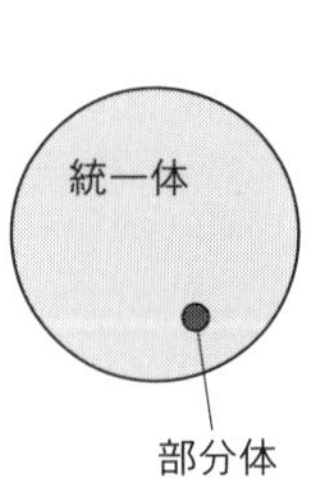

大切なことは点（部分体）の世界にとどまっている自分に気づくこと

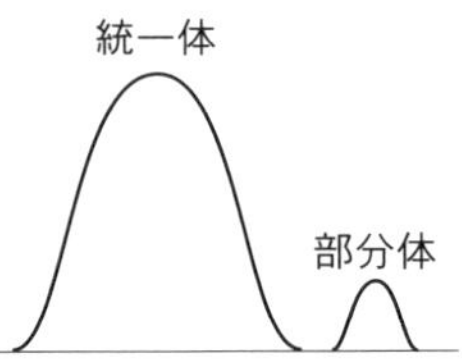

部分体と統一体では見える世界が異なる

〈人間の場合〉

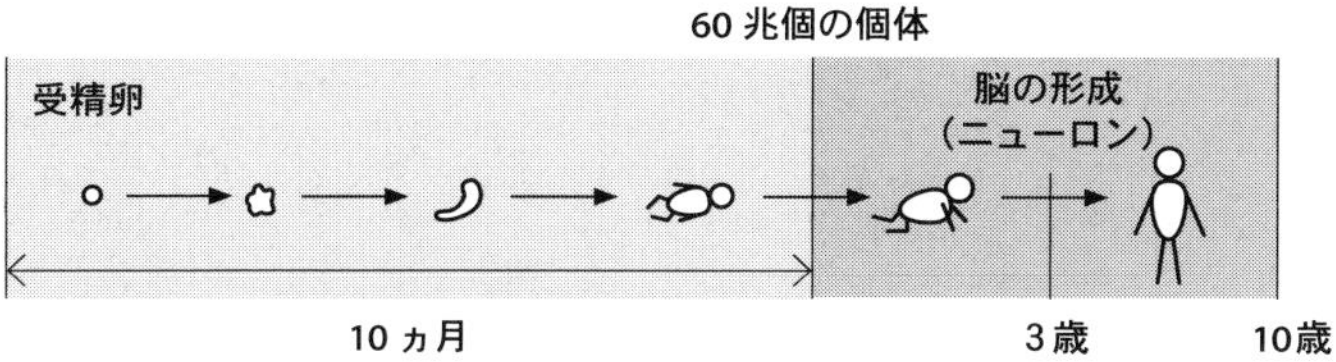

一個の細胞から細胞分裂を繰り返して 60 兆個の個体となる。

すなわち、人間は１ミリにも満たない受精卵から細胞分裂を次々に繰り返しながら目や鼻や内臓などができていき、10 ヵ月後に赤ちゃんとして生まれてくる。その生成プロセスは実に見事で、まさに大自然の神秘と言わざるを得ない。

一つひとつの細胞には、それぞれ運命と役割が決まっていて、それが０歳から徐々に機能することで見えてくる。これはすべての生物、動物に共通している。

〈物の場合〉

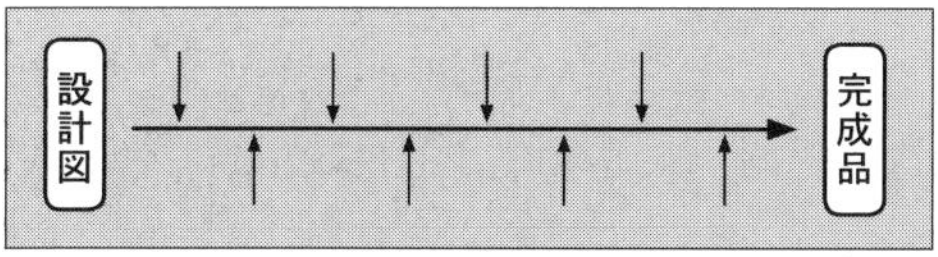

自動車や飛行機、パソコン……といった「物」は、様々な技術が結集し、そこには必ず設計図があって、それを元に部品を一つひとつ組み立てて完成品にするという過程を踏む。「物」としての完成品は部品の集まりであるからこそ、一方でバラバラにすることもできるし、故障したらパーツを取り換えればよい。

生命体である人間は、最初から一個体であり、機械のようにバラバラにすることができない。今、次から次に起きている社会の課題や行き詰まりは、人間に限らず、自然界すらバラバラにしているところから発しているのだ。

図１．人間と物の生成プロセスの違い

うことにあります。具体的には部分体から統一体へ向かうということです。

一人革命の実践

部分体から統一体への進化の気づきを体験してもらうために私が実践しているのが「気」を使っての方法です。すなわち「気」によって「部分体」のあり方を、一瞬にして「統一体」にし、その違いを身体で体験してもらうというものです。その違いとは今の常識では不可能と思われるようなことが一瞬にして可能となる体験です。

その差異は、自分自身はもちろん誰の目にも明らかなだけに、その体験に驚くとともに、「何故そのようなことができるのか」という自分自身への問いかけが始まります。まさにこの一瞬にして変化する体験事実こそが「実証先にありき」として疑いのない根拠となり、このような驚くべき潜在能力を誰もが元々持っていることが分かるわけです。

しかしながら元々あるはずの、このような潜在能力、人間力を体験しても、ほとんどの人が、最初のうちは、その自分の力を信じようとはしません。それは私たちが今の常識にそれだけコントロールされ、本来の力を抑え込まれているからです。

具体的に実証例をあげます。たとえば1対3人の腕相撲という通常あり得ないような設定で、

〈実証1〉

まず、

①自分でやってみます ⬇ 勝てません。

次に、

②本人に「気」を通し、同じことをさせます ⬇ 瞬時に引っくり返すことができます。

しかし、

②「気」をはずされると ⬇ またできなくなります。

このようにできる時の自分の状態と、できない時の自分の状態を体験することによって、「身体に気が通った状態」すなわち「統一体」と、「気が通っていない

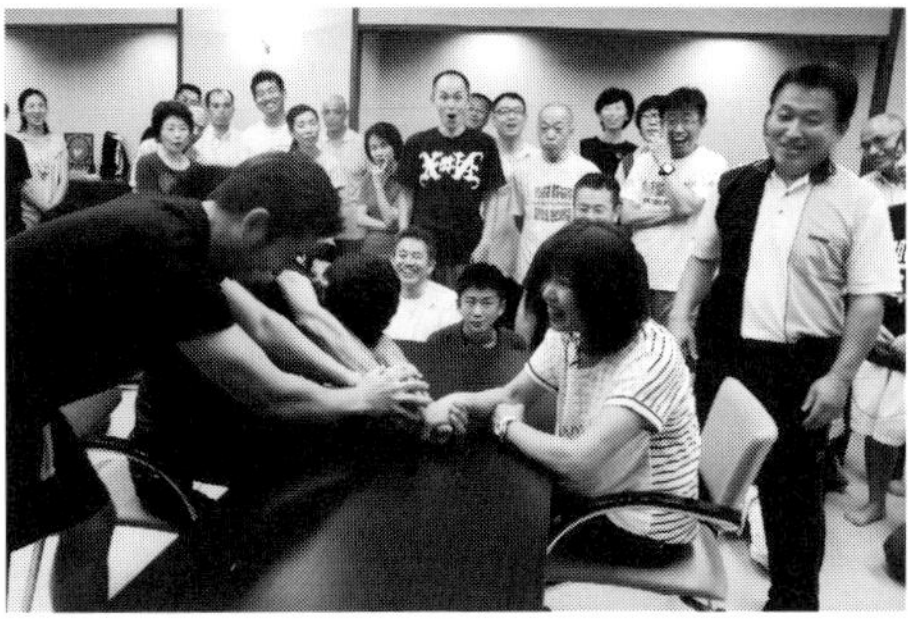

著者に「気」を通され、男性3人との腕相撲に勝つ女性（宇城道塾）

状態」すなわち「部分体」を直視するわけです。

この事は、本来「できる」はずの身体を持っている自分が、現状「できない」状態にある事に否応なしに向き合わせます。それと同時に今の「できなくなってしまっている」体験事実は、これまでの環境、知識のあり方に要因があるのではないかという気づきにもつながっていき、今までのあり方を見直すきっかけにもなっていきます。体験した人はこうした気づきを機に変化へ向かっていきます。

しかし、そうした体験をしているにもかかわらず、体験事実よりも理屈にこだわって疑問をいだく人がいます。その傾向は往々にして高学歴で偏差値の高い人に見られますが、疑問をいだく人は、身体に通された気を自分で切ってしまうので、結果「できない」ということになり、「部分体」と「統一体」の違いをなかなか感じることができません。この事実はまさに、今の知識先行のあり方がいかに身体機能を封じているかを示していると言えます。言い換えれば、「現状をよし」とする自己暗示にかかっているということです。

この知識優先の問題点につきましては、二章で「意識」の問題ともからめて詳しく述べます。

こうした「気」による「部分体」から「統一体」への進化は、身体的なことだけではありません、その人のものの見方、考え方においても変化を促します。すなわち統一体はその人の視野を広げ、その広がりがまた自分を取り囲む境界を広げ、ひいてはその広がりが周りとのさらなる調和・融合となり、そのつながりも大きくなっていきます。

これが私が理念としている、**自分が変われば周りも変わるという「一人革命」の実践**です。それは、**「対立から調和」への変化であり、かつ「競争から共創」への変化でもあります。**

自立へのプロセス

今、２０１８年はこれまでにないスピードで変化しています。特に現在著しく叫ばれているＡＩ（人工知能）の導入は、世の中の仕組みを急速に変化させていく力を秘めていて、すでにその影響はいろいろなところで始まっています。

そうした時代背景にある技術革新の流れの中で気づかなければならないことは、私たち人間が、支配する側の都合のよい仕組みに知らぬ間に組み込まれてしまう可能性があるということです。

２０１８年1月31日に１０２歳で永眠されたシャープ元副社長である佐々木正氏[*3]は、ＬＳＩ（大規模集積回路）や液晶、太陽電池など世界の半導体産業の基礎を作り上げ、戦後日本の発展を牽引《けんいん》した技術者として知られ、若かりし頃の故スティーブ・ジョブズ氏や孫正義氏に影響を与えたエピソードは有名です。この佐々木氏に生前、日経ビジネスが行なったインタビューの中で、１００年後の日本に向けて、非常に素晴らしいアドバイスを残されていたので、以下にその一部を引用します。

「……もはや、人類もコンピューターも、数字や理屈だけを頼りにしていてはダメだということです。テレパシーや念力といった、これまでは人知を超えた世界だと思われていたような現象も、科学の力で人類の未来にどのように活用していくかという発想が、これからは求められる。そういうことまで考えないと、人類はコンピューターに使われるような世界になってしまいかねない。

人類が高い志を掲げて進化し続ければ、１００年後の日本、そして世界

＊3 佐々木正氏
シャープの元副社長。１９１５年5月12日、島根県浜田市に生まれ。台湾で高校まで過ごし、京都大学に進学。
トランジスタ電卓を日本で初めて開発し、半導体や液晶、太陽電池などの技術開発を牽引した。アポロ宇宙船の半導体開発にも関わり、米研究者から「ロケットササキ」と親しまれる。
ソフトバンク社長の孫正義氏を創業期に支援した恩人でもある。２０１１年から新共創産業技術支援機構（ＮＰＯ法人）の理事長を務める。２０１５年に名誉顧問に就任。２０１８年1月死去。

は安泰です。」

〈佐々木氏の予測〉

1. 夢の世界もコンピューターの領域に入る
2. 人類はＡＩと二人三脚で歩む
3. 数字や理屈だけの世界は終了

（日経ビジネス　２０１４年）

佐々木氏が言うように、１００年後の日本を見据えて、ＡＩや支配する側に飲み込まれないためにも、今求められることは「人知を超えた」世界を可能にする「気」と、それによって創生される統一体によって、一人ひとりが真の人間力を取り戻すことだと思います。

人間の強さとは何か。

いろいろな捉え方がありますが、私の場合、それは究極、「自立すること」にあると考えています。なぜならこの「自立へ向かう道」の中に、人間としての本来の強さを引き出すプロセスが構築されているからです。

図2はそのプロセスのチャートですが、「豊かな心」とは、人にやさしい、思いやりのある心のことを言います。その「心」のあり方について先人たちは左記のような言葉を残し、その心の大切さを今に伝えています。

「心豊かなれば　技冴ゆる」[*4]

「身体は内なる気に応じて動き　気は心の向かう所に応ずる」[*5]

「心は気を率い　気は血を率い　血は身を率いるものである」[*6]

これらの訓は「身体」と「心」は切り離せないことはもちろん、気とともに「心」が人間力の源泉でもあることを諭しているわけです。

「豊かな心」の反対にあるのが「貧しい心」で、裏切る、卑怯、無関心のことを言います。

＊4
著者の空手の師匠　座波仁吉師範（1914〜2009）の訓

＊5
江戸初期の剣聖　伊藤一刀斎の訓

＊6
小説家　幸田露伴（1867〜1947）の言葉『努力論』より。

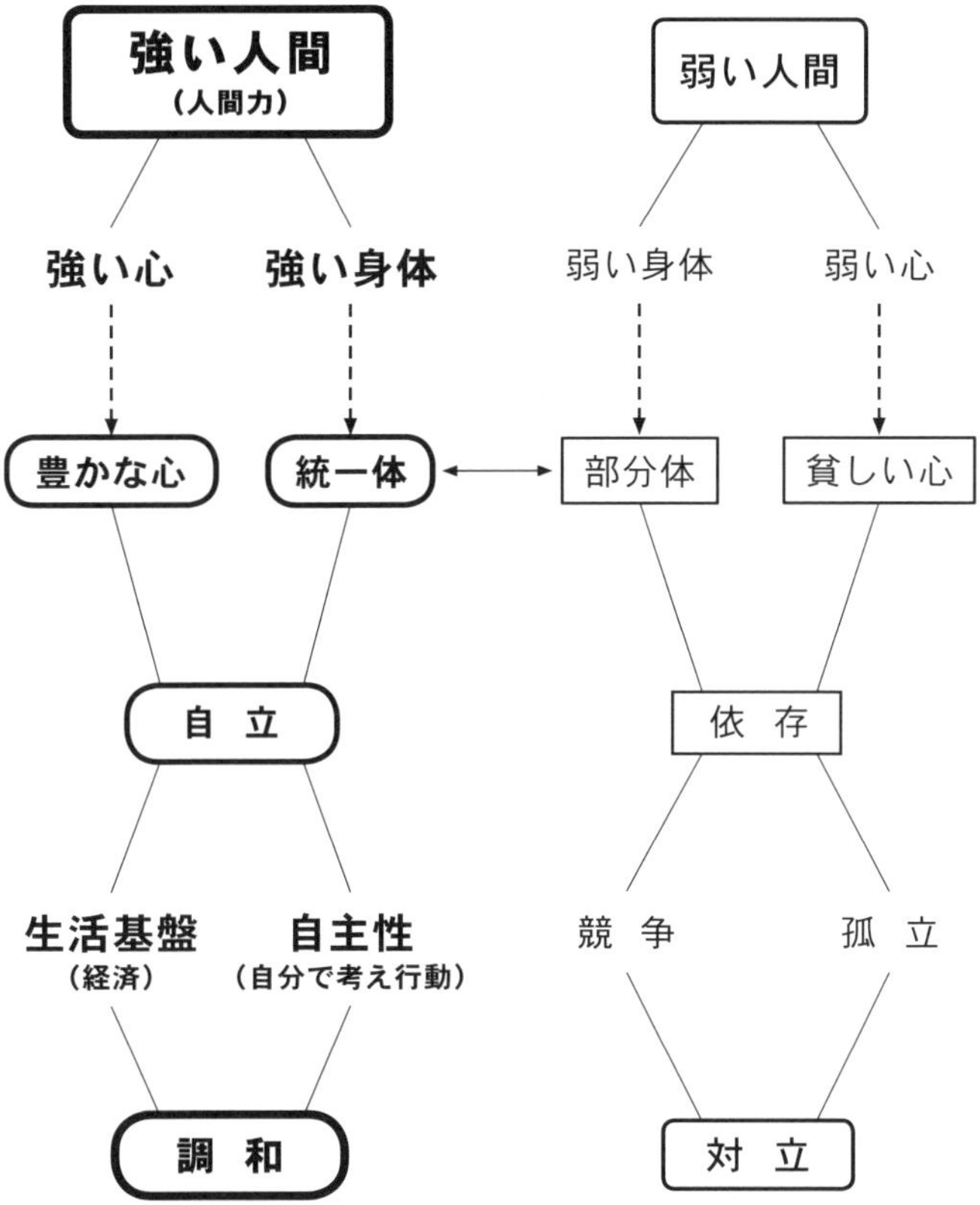

強い心と強い身体の一致は、「自立」につながる。

自立とは生活基盤を確かなものにすること、そして自分で考え行動するという自主性であり、まさにそのプロセスが本来の人間力の発揮につながっていく。それがひいては、全体という調和力につながっていくのである。

図２．「自立への道」と人間力を引き出すプロセス

統一体と調和の心

人間力とは、強い人間すなわち、強い心と強い身体を持ち合わせることにあります。

「強い心とは豊かな心」であり、「強い身体とは統一体」にあるということです。この統一体の大きな特長とは、その根源に「心」が関わっているということと、聞きなれない言葉かも知れませんが、「身体の呼吸が止まっていない」状態、すなわち「身体の呼吸ができている」ことにあります。

その対極にある部分体は、対立、競争といった、どちらかと言うと我の意識にその根源があり、具体的には「身体の呼吸が止まっている」状態です。この身体の呼吸については、拙著『頭脳から身体脳へ』の「意識と居付き」に詳しく述べていますので、以下に引用します。

〈意識と居付き〉

私たちは何かをしようとする時、無意識の場合もありますが、たいていの場合、意識が働きます。ところが意識には単一性という性質があります。すなわち一度にひとつの対象しか捉えることができないということです。このような意識を伴った身体動作は、私たちは気付いていないかもしれませんが、本質的には居付きを生じさせているのです。

もう少し具体的に言いますと、意識を伴った身体動作では身体の呼吸（気の流れ）が滞ります。身体の呼吸（気の流れ）が滞るとは、たとえばお互い腕相撲をしてみるとよく分かりますが、力を入れた瞬間、体がこわばったような状態になることを言います。そしてお互いの手の接触点は、大なり小なり衝突という力比べになります。

このような状態にある時は、いくら口からの呼吸をしてもその効果はなく、身体の呼吸は滞ったままです。それは単一性という性質によって意識が腕というひとつの対象にいっているからです。

このように身体の呼吸（気の流れ）が滞っている状態を居付きと言っています。身体動作における居付きは、意識が働くところには必ず生じると考えても良いと思います。

（宇城憲治『頭脳から身体脳へ』２００４年　どう出版刊）

居付きや呼吸については、言葉で説明しても分かりにくいところがあるので、次の**実証2**で示します。

〈実証2〉

① 3人一組になり、中央の人の手と足をしっかりつかみ動かないようにします。

② 中央の人がつかまれた手を押し下げようとしても、できません。この時意識は手にいっています。すると意識のいっていない足は無防備となり、その証拠に足を引っ張られると簡単に崩されてしまいます。このように一つに意識がいっている場合、身体は部分体かつ居付きとなり身体の呼吸は止まっています。

③ 次に中央の人に「気」を通します。するると、手・足をつかんでいる2人を同時に投げることができます。すなわちこれが同時性多次元の動きを可能にする統一体であり、この時は身体の呼吸ができています。

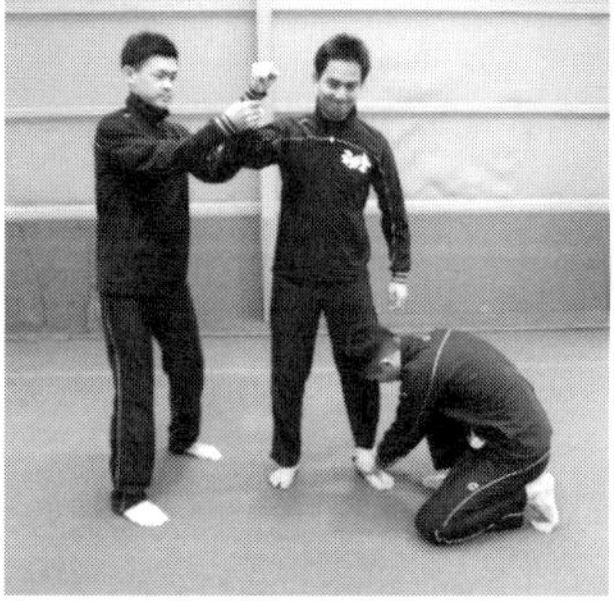

②はまさに部分体の典型的な例です。すなわち手に意識がいくと、それ以外の身体各部は気が抜けてしまうという「居付き」の状態です。この「居付き」は衝突・対立している状態であり、身体全体も弱く不安定となります。不安定な身体（弱い身体）は、不安定な心（弱い心）の状態を創り出します。

③の状態が統一体です。私はこの統一体からくる動きを**「同時性多次元の動き」**と命名しています。この時は身体の呼吸ができているので、つかまれている手や足を別々でなく、同時に捉えることができます。まさに、その状態は手足のどちらかに意識が分散されることのない統一体として、つかんでいる2人を同時に投げることができます。

このように身体が統一体となり、かつ身体に気が流れ、身体の呼吸が通っている身体はまさに「強い身体」としてあるわけです。また強い身体は心も安定し、かつその心は対立のない調和の心です。この統一体と調和の心のあり方こそ、人間本来の人間力であるということです。

これまで述べてきたような、「強い心↓豊かな心」と「強い身体↓統一体」

を持つことで、人間本来の強さ、すなわち本来の人間力を発揮できることが分かります。

昔からの教えに「事理一致」[*7]という言葉がありますが、「事」は事実、手・足の動き、所作、技で、「理」は道理、理合、心の働きのことを言います。この「事」と「理」の一致によって今の科学では捉えられないような、人間本来の力が発揮できるのです。

強い心のあり方と強い身体のあり方は、自己を依存から脱却させ、本来の自立をうながします。自立は、現実的な日常の生活基盤を確かなものにするだけでなく、**自分で考え行動するという自主性を創生し、それが人間としての本来の力の発揮**につながっていくと考えています。

身体を強くする「心あり」の所作

現在、私は脳卒中や頸椎《けいつい》損傷などで半身あるいは下半身が不随になり、病院のリハビリ等でもほとんど回復が見られなかったような人を回復に向かわせる指導を行なっています。

＊7「事理一致」
日本古来の剣術の修業方法としての教えで、事（技、行動の正しさ）と理（筋道、心の正しさ）の一致によって出る力のことを示している。

私が実践している回復方法と、さまざまな医療機関で行なわれているリハビリ方法との大きな違いは、病院のリハビリが「部分体方式」であるのに対し、私の方法は「統一体方式」であるということです。

この「部分体リハビリ」では、後ほど詳しく述べる「脳の可塑性」[*8]を引き出せません。つまり、駄目になってしまった部分の感覚を代行する新たな機能を創生できないのです。

一方、私が行なっている気による回復プロセスは、この感覚代行を創生するシステムになっていますので、一般には考えられないような回復も可能となるわけです。

実はこの回復プロセスの違いから、もうひとつ見えてくる非常に大事な事があります。それは健常者では全く気づかない心と身体のあり方の違いが、障がい者による回復プロセスの実証に顕著に現われるということです。極端な表現をすれば健常者の障がいです。その事実に目を向けることによって、人間のあるべき本質が見えてきます。私はその事に気づいてもらうために、次のようなことを指導の中に取り入れています。

＊8「脳の可塑性」
精神科医ノーマン・ドイジ氏は「脳の可塑性」について「神経可塑性とは、自己の活動や心的経験に応じて、脳が自らの構造や機能を変える性質のことである」と述べている。『脳はいかに治癒をもたらすか』より（紀伊國屋書店　２０１６年）

〈実証３〉

①松葉杖なしでも、多少は自分で歩ける障がい者の人に、その松葉杖をポーンと投げてもらいます。

⬇するど、その途端にその人は一歩も踏み出せなくなります。

②今度は松葉杖を丁寧に置いてもらう、あるいは丁寧に人に渡してもらいます。

⬇すると、先ほどは一歩も踏み出せなかったのに、今度は歩くことができます。これは松葉杖をついている人に起こる共通の事象です。

この実証から、松葉杖を放るか丁寧に扱うかの違いには何か目に見えない働きが明らかに作用していることが分かります。つまり、物を丁寧に扱うという行動には、障がいを和らげる働きがあるということです。すなわち物を丁寧に扱うという行動は**「心」のあり方であり、まさに心のあり方で身体がいい方向に変わるということです。**このような事象は科学では捉えにくく、また答えが出せない世界です。

〈実証3〉

①杖を投げると……足を踏み出すことができない。

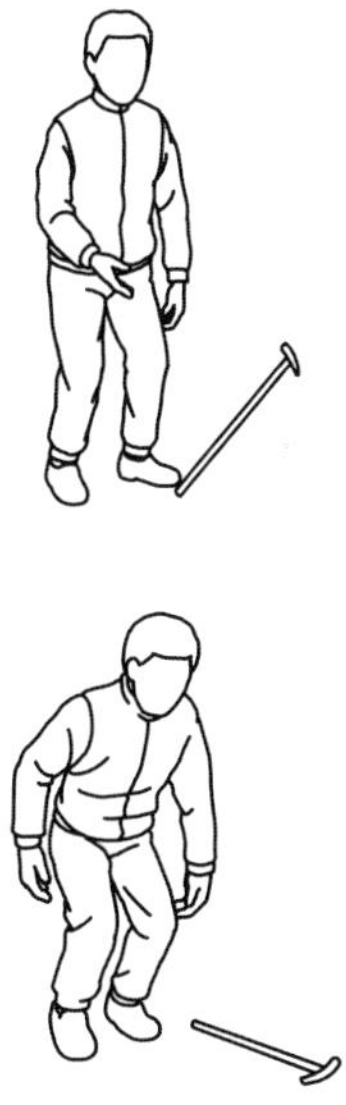

②杖を丁寧に手渡すと……歩くことができる。

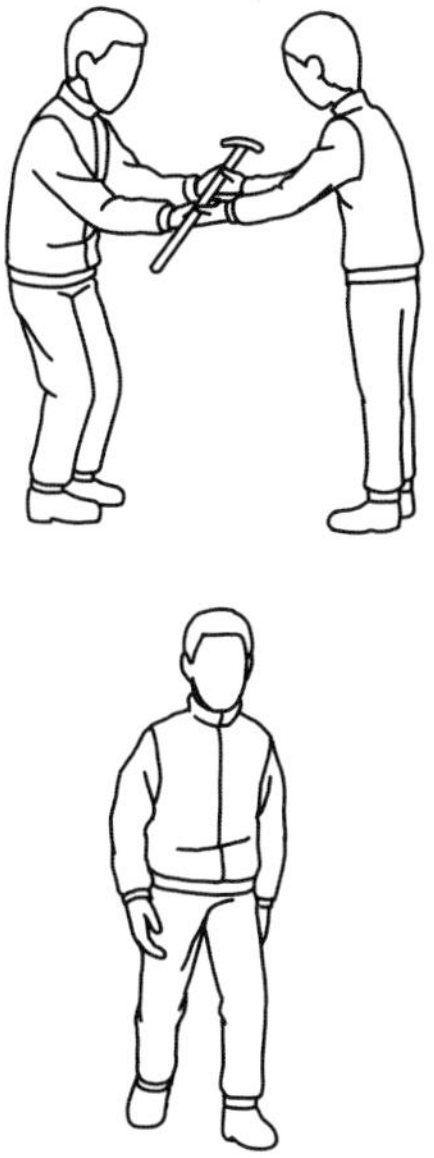

〈実証4〉（38頁）

①本を投げる……背中を押されると弱い。

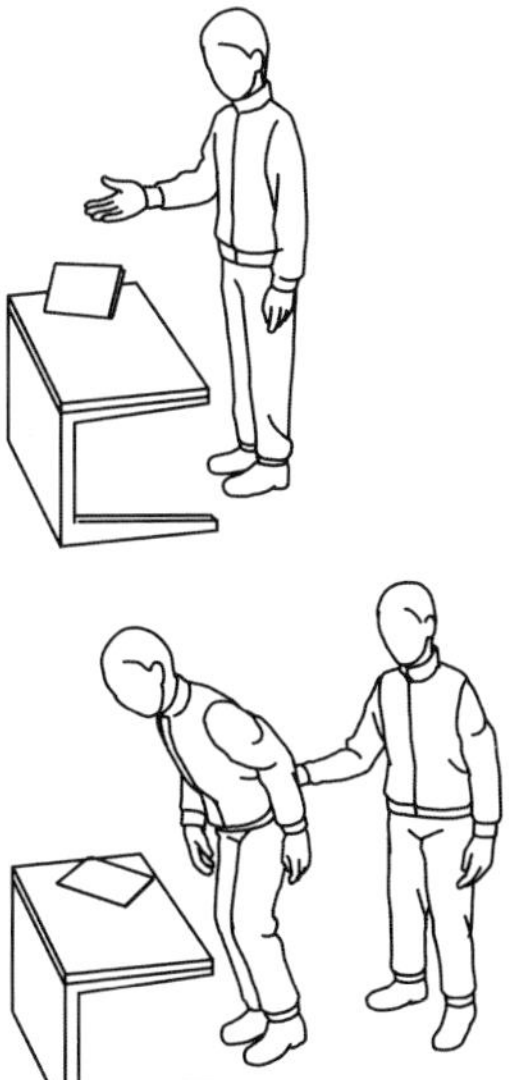

②本を丁寧に置く……背中を押されても強い。

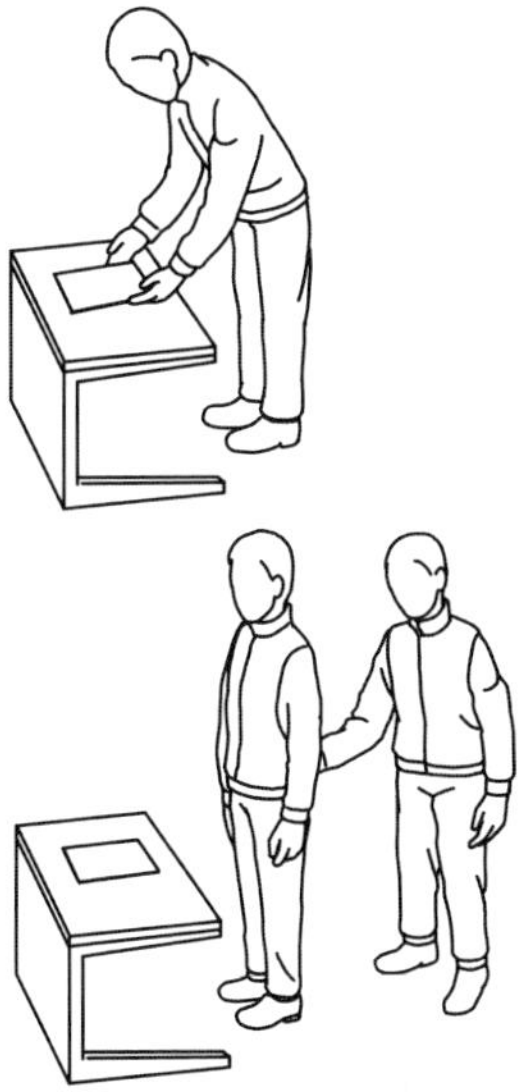

今、この障がい者の、松葉杖をポーンと放るあるいは丁寧に扱うという実践を、健常者にやってもらいます。ところが障がい者の場合と違って健常者は、松葉杖を丁寧に扱おうが、手荒く扱おうが、ふつうに歩くことができてしまいます。従って障がい者のように差異に気づくことができません。

足が不自由な障がい者にとっては、歩きたいという気持ちは必死です。この必死の気持ちをかなえてくれるのが「心」にあるという実証事実、すなわち**障がい者に起きているこの現象は、人間にとって大事な所作の本質を教えてくれている**ことから、健常者にも同じ事が起きていることを理解してもらうために次のような実証を行なっています。

〈実証4〉
① テーブルの上に本を放り投げる ⬇ 後ろから背中を押されると……弱い
② テーブルの上に本を丁寧に置く ⬇ 後ろから背中を押されると……強い

この実証は、物を丁寧に扱う「心あり」の所作だと身体は強くなり、ぞんざいに扱う「心なし」だと弱くなることを教えています。すなわち、机に物を丁寧に

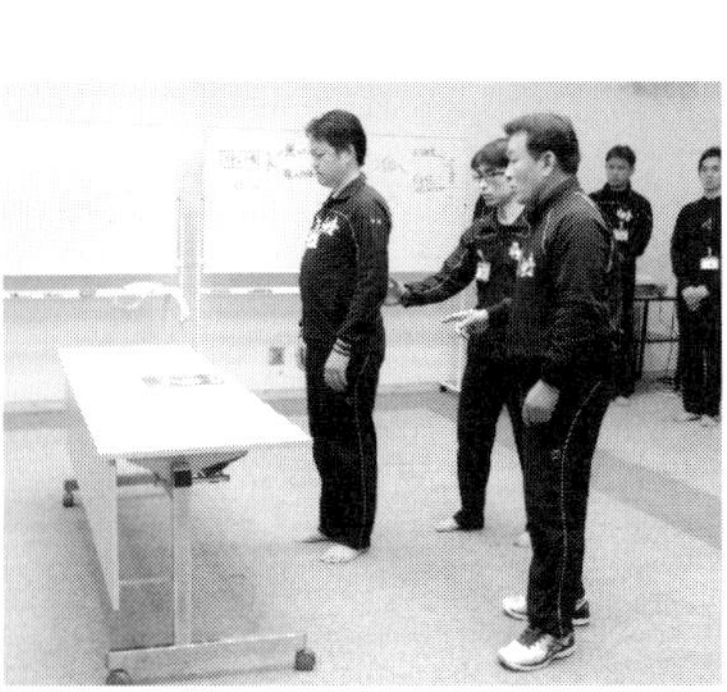

テーブルに本を丁寧に置いたあとは、背中を押されても揺らがない

置くという実証例と、障がい者が杖を丁寧に扱うということが、この検証で重なるわけです。（イラスト37頁参照）

この事から、普段の生活の中での躾や礼節、そして物を丁寧に扱うということ、さらには感謝や祈りが人間力につながっているということが、よりはっきりすると思います。つまり人間は単なる形や所作でなく**「心あり」の所作や形を身につけることによって身体に強さが出てくる**ということです。

また**「心あり」の所作は、心ありの行動につながり、ひいては「豊かな心」の創生につながり、競争から共創への変化を生み出すとともに、人間としての「自立」への原動力にもなっていきます。**そして個の自立は調和という全体への広がりにつながっていくわけです。

奇跡の回復プロセス

通常、身体麻痺は、病に倒れてから半年、長くて1年ほどで神経細胞や筋肉が固まってしまうとされ、病院のリハビリでは、筋肉や関節を温めたりマッサージをしたり、電気で刺激するなどして筋肉が固まらないようにします。また筋力トレーニングで筋力アップをはかるなどのリハビリが一般的です。

しかし、この方法、考え方だと回復の見込みには限度があり、まして脳や神経の損傷の場合、一連の動きのつながりのルートが遮断されていて、あまり効果を見ることはないとされています。

しかし私はそうした現状のリハビリの常識とは全く異なる方法によって、多くの人を回復させてきました。

●脳梗塞をわずらい車椅子生活だったKさんは、病に倒れてからすでに3年が経過していたにもかかわらず、その後、4回にわたる気による統一体への指導を経て、立って数歩歩けるほどに回復しています。

●また脳梗塞に見舞われたOさんは、筋力トレーニングをベースにしたリハビリを半年以上続けたにもかかわらず、全く回復の兆しもなかったところ、気を通す統一体プロセス指導と遠隔手当てで、麻痺して動かせなかった手を動かすことができるようになっています。

●頸椎損傷の後遺症による身体麻痺に見舞われたA君の場合は、脳からの命令が遮断されてしまって首から下が動かず、医者には回復しても「よくて車椅子」

と宣告されていましたが、空手の弟子であったこともあり、入院直後から気による手当てをしました。その結果、A君は、倒れてからわずか7ヵ月で職場復帰を果たし、その後、空手の稽古にも復帰しています。

●その他、交通事故の後遺症で手や肩が動かない、上がらない、などの症状も、気によって動くようになっています。一瞬にして変化するので、本人はもちろん周りで見ていた人も、それを「奇跡だ」と言いますが、奇跡ではないのです。そういう回復方法があるのです。

このように通常のリハビリではあり得ないような回復プロセスの根源にあるのが、「気」によって細胞を活性化し、そのことによって身体を統一体にするという私独自の方法です。

最近の脳の研究によって、神経細胞とその結びつきを新たにつくることでその働きを再生する、すなわち、ある「部分」が駄目になっても、ほかの部分がその仕事を引き受けるといった「神経可塑性」[*9]という性質があることが分かってきました。

まさにこれこそ、私が展開している気による「細胞の活性化」です。

脳からの命令が神経で遮断されて身体が動かない状態でも、細胞自体は死んで

＊9 神経可塑性
「……人がさまざまな活動をするとき、脳はその構造を変化させ、回路を完璧に整えて、従事している作業に適したものにすることがわかった。もし、ある「部分」がだめになっても、ほかの部分が、その仕事を引きつぐことがある。（中略）この脳の基本的な性質は「神経可塑性（neuroplasticity）」と呼ばれるようになった」
『脳は奇跡を起こす』より（ノーマン・ドイジ著　講談社インターナショナル　2008年）

はいません。**私の方法は、この生きている細胞を気によって活性化することで身体を動かすルートを新たにつくり、そのルートを逆に脳に記憶させるというプロセスをとるものです。**

以下に、具体的な気の手当ての様子を紹介します。

◆細胞の活性化による新たな回路再生①

Oさんの場合は、脳梗塞の後遺症のために右手、右足に麻痺がありました。そこで手順として、まず正常に動く左手をテーブルの上に置いてそれを誰かに上からしっかり押さえつけてもらいます。この時Oさんがその手を上げようとしても大きな負荷がかっているので、全く上げることができません。しかしその状態でOさんに気を通すと、すっと持ち上げることができます。

今度は、麻痺のある右手をテーブルの上に置いてもらいます。麻痺があるので当然持ち上がりません。ここでその手を先ほどの左手と同じように上から誰かに押さえてもらいます。麻痺がある上に、上から押さえつけられているので、持ち上げるなどは全くあり得ないことです。

しかし、Oさんに気を通すと、その右手がすっと持ち上がるのです。この現象は本人はもちろん、周りも驚きびっくりします。

何故このようなことが起きるのか。

それは従来の筋肉ルートで動かす回路とは異なる、**細胞ルートで動かす回路**[*10]**があるからです。**Oさんの場合、この回路が気によって開発されたということです。

このあり得ない事が可能になるという事実は何よりも「実証先にありき」の重要性を示すだけでなく、気による回復プロセスが現実に「研究や理屈」でなく即生かせているということを示しています。脳卒中などの障がいのために麻痺した手足と言えども、**気によって細胞が活性化されれば身体は動く**ということです。

さらに、時間、場所などの都合で直接手当てができない場合でも、距離に関係なく遠隔による気の手当てができます。具体的にはフェイスタイムやビデオ通話でつなぎ、先程述べたことと同じ方法でやっていきます。効果は直接やる場合と全く同じです。

海外から手当てをすることもありますので、気というエネルギーは直接でなく離れていても、時空を超えて伝わっていくという証であり、また、こうした実証

＊10　細胞ルートで動かす回路
気によって頭の命令から細胞に切り替わるので、細胞→神経→筋肉という新たな回路がつくられる。

事実から、気にはまさに神秘のエネルギーが存在していることが分かります。

◆細胞の活性化による新たな回路再生②

頸椎損傷の手術とその後遺症で、首から下が麻痺して全く動かない状況にあったA君[*11]の場合は当初、ベッドに寝たままだったので、まずは動かず固まった指を柔らかくして動くようにすることから始め、２週間後には自分でメールを打つほどに回復しました。また硬くなって全く動かなくなっていた両足に何度も気を通すことで、徐々に両足の硬直がとれ、曲げ伸ばしができるようになっていき、１ヵ月後には、自力で立ち上がるまで回復していきました。

その後も正座やあぐらをかいて坐る、立ち上がる、などを経て、車椅子から、松葉杖での歩行訓練という段階を踏み、７ヵ月後には自力通勤による早期の職場復帰を果たしています。

脳には可塑性という力が備わっていますが、まさに気による細胞の活性化は、駄目な部分を代行する新しい回路を創生させることで麻痺の回復を促すというものです。ですからこのような回復も実際可能だということです。

＊11　A君の回復の軌跡
著者の書『ゼロと無限』ではA君のことを例に回復プロセスの仕組みを、『気と重力』では回復後の驚くべき変化などについて詳しく記述されている。

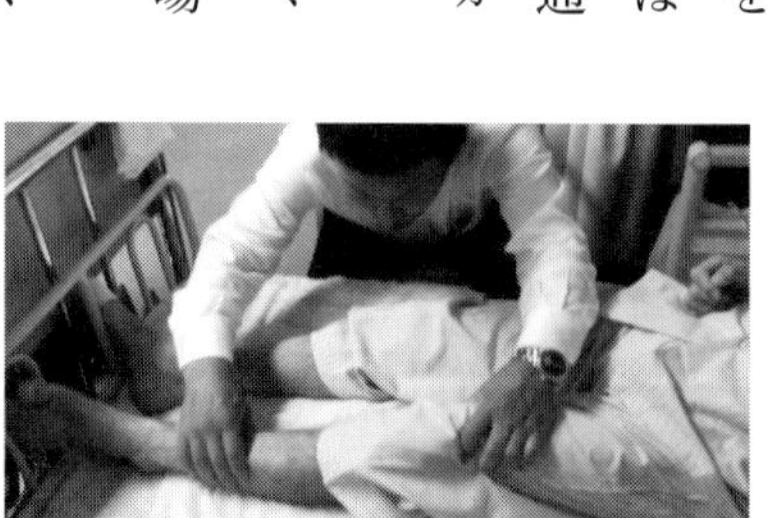

手術直後から回復に向け気の手当てを行なう著者

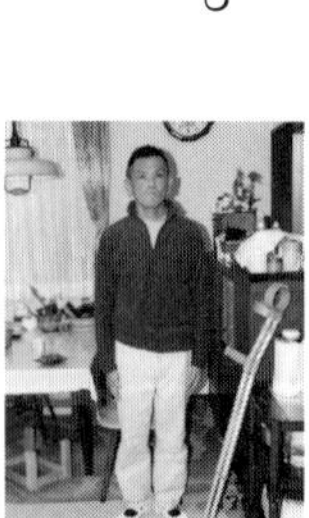

手術から６ヵ月後

「学習された不使用」とは

ノーマン・ドイジ氏によると、脳卒中で脳の運動野が大きく損傷を受けると、手足などが思うように動かなくなり、そのことで逆に「動かない」ことを学習してしまう「学習された不使用」という弊害があると言います。それについて氏は、次のように述べています。

脳卒中で、脳の運動野に広範囲の損傷を受けた場合、運動機能はなかなか回復しない。回復したとしてもできることは限られてしまう。脳卒中の場合には、脳の大きな損傷に対する治療と、「学習された不使用」に対する治療、このふたつが必要なのだ。「学習された不使用」のせいで回復しないこともあるので、最初にそれを克服しないと、どの程度回復が見込めるのかは判断できない。（ノーマン・ドイジ『脳は奇跡を起こす』）

まさに、気は「脳の大きな損傷に対する治療」と、この「学習された不使用」の両方に対して同時に対処できることを実証しているわけです。それは、先ほど

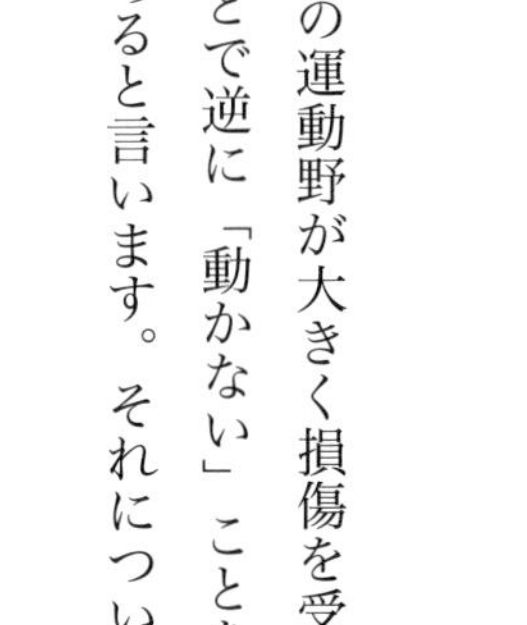

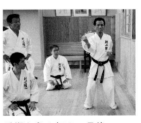

手術から１年９ヵ月後

の事例からも分かるように、本人が動かないと思っていた手足を、気によって一瞬にして動かすことができるので（事実が先行）、身体が「動かせる」という学習をするだけでなく、そのことが大いなる「希望」となり、「できない」[*12]から「できる」へ向かう強い原動力となります。まさに「学習された不使用」から「学習された使用」となります。

この気による回復プロセスは、従来の「**脳**↓神経↓筋肉↓手足」というルートから、新たに身体を動かせるルート、すなわち「**細胞**↓神経↓筋肉↓脳」という回路をつくることで、回復が可能になるということです。

しかし、実際に回復可能であるこの事実に対し、現在の科学ではまだ答えが出せていないため、このような目に見えない方法は「非科学的」とされてしまいがちです。まさにそうした見方をする科学のあり方こそ現在に至っては非科学的と言えるかもしれません。いずれにしろ回復することが第一義であるわけで、理屈では意味がないということです。

脳障がいによって手足が麻痺した人にとっては「歩きたい」という願い、思いが何よりも強いことは明らかで、理屈よりも実際に歩けるようになることが最も重要な課題であるわけです。その「思い」「願い」に応えるあり方こそが医学であり、

＊12 「できない」から「できる」へのプロセス

脳↓神経↓筋肉↓手足

⇐

細胞↓神経↓筋肉↓脳

医療であり、リハビリ療法であり、そこに向かうことこそが幸せへの「進歩、進化」ではないかと思います。

今ある常識からの脱却

障がい者の「細胞↓神経↓筋肉↓脳」の回復プロセスは、健常者により有効的に活かすことができます。それがつまり、潜在能力の目覚めと、今ある常識では考えられないような事を可能にする新しい身体機能の開発です。つまり、これまでの身体機能やトレーニング方法からの脱却とも言えます。

障がい者に気を通すことで回復に向かうという同じ指導プロセスで、健常者においてもあり得ない変化が起こることの本質は、障がい者、健常者を問わず、今の医学、医療、リハビリ療法の観点から見ても、この身体機能の開発には大きな可能性があるということです。

しかし健常者の場合は、気によって「できる」を何度体験しても、その回路をなかなかつくることができません。本来ならば、自転車に一度乗れたら、一生乗れる、というように回路ができなければならないわけですが、先ほど述べた通り健常者の場合は、本来の身体機能が発揮できなくても通常の生活ができてしまうので、手足が麻痺した人のような真剣さ、必死さをもって取り組むことがありません。

つまり健常者の最大の障がいは、真剣さや必死さがなくてもできてしまうことで、人間力の根源にある心や謙虚さの大切さに気づけなくなっているという点です。健常者と言えども、「統一体」であるか「部分体」であるかで身体のあり方に格段の差があります。それは内面に宿る「謙虚」と「横着」にも関係していて、その差は人間性にあらわれます。

部分体はまさに、本来の人間の身体のあり方をわざわざバラバラにして捉える「横着」からくる「学習された不使用」[*13]です。すなわちバラバラにすることで身体の本来の機能を発揮できなくさせているわけです。言わば現在の部分分析を主体とした科学的な常識によるマインドコントロールの弊害です。

自転車に乗るのに哲学書も教科書も、まして筋トレも必要ありません。大切なことは何度もこけて「謙虚」に身体で学んでいくことであり、知識やハウツーでは乗れるようにはならないということです。

今こそ常識というマインドコントロールから脱し、本来の人間力を取り戻すべ

＊13 障がい者が陥る「学習された不使用」

松葉杖歩行ができるようになり喜ぶA君を、著者は「その程度で満足するなら一生松葉杖で歩きなさい」と一喝した。それは、まさに回復の終着点を松葉杖に置こうとしていたA君が「学習された不使用」に陥ることから守る一言だった。

事故や病気などで後天的に障がいを負う人は、医者や医療関係者が告げる回復の度合いを自分の回復の終着点にしてしまいがちだ。まさにそれは常識によるマインドコントロールであり、新たな回復の可能性を自ら閉じてしまうことにもなりかねない。

く、真に身体を開発していく方向に向かわなくてはなりません。

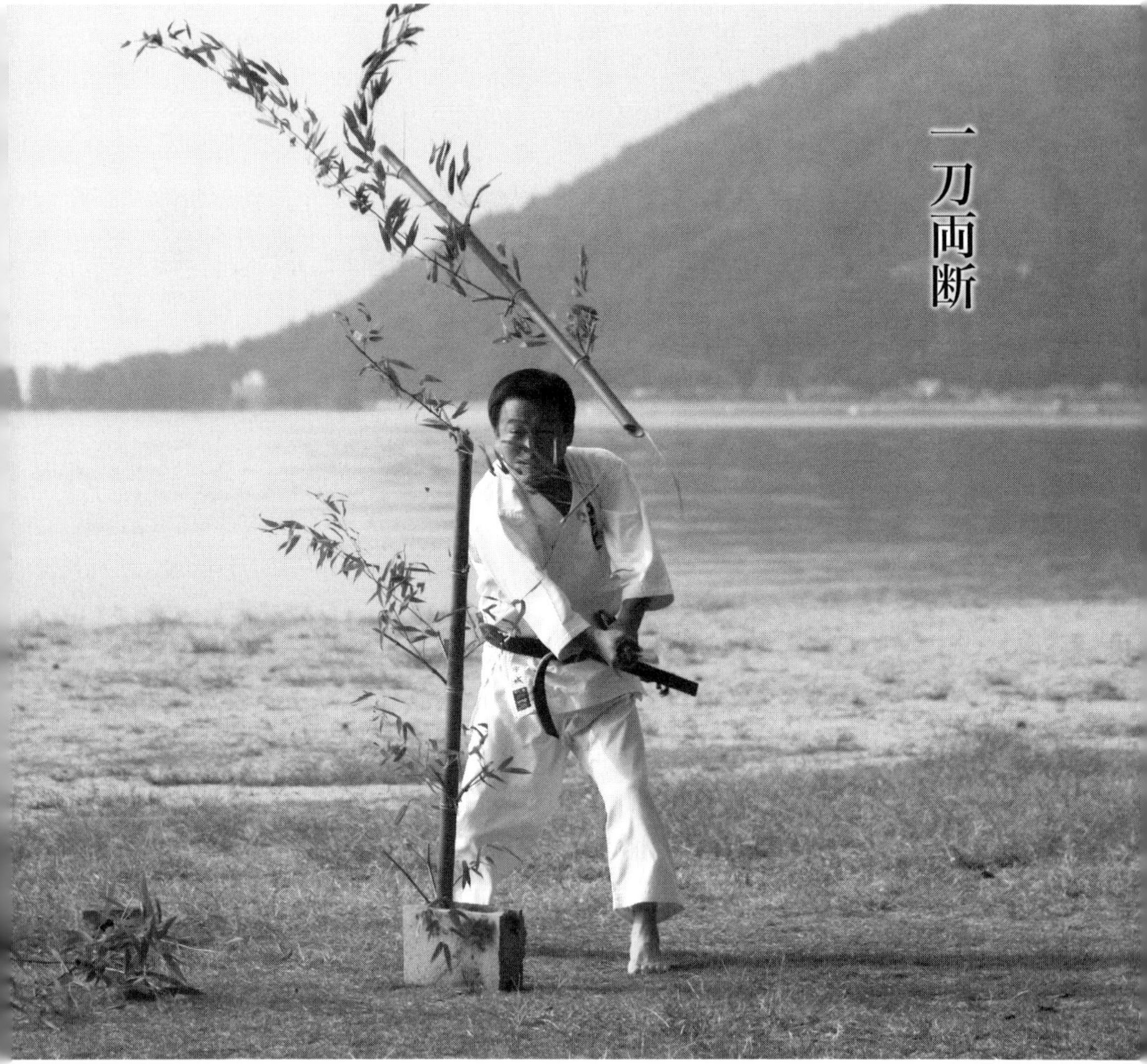
一刀両断

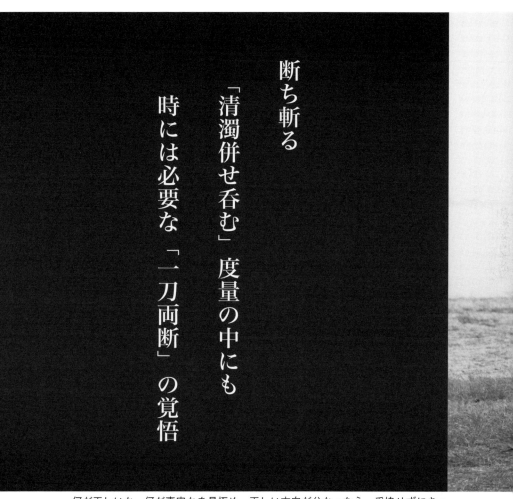

断ち斬る

「清濁併せ呑む」度量の中にも
時には必要な「一刀両断」の覚悟

何が正しいか、何が真実かを見極め、正しい方向が分かったら、妥協せずにきっぱり方向を変えなければならない。

第二章

身体が生み出す力

死に体と生き体

人は何か行動しようとする時に、まず意識が働きます。意識の命令の源は、頭です。頭で考えるあり方というのは理屈や損得の欲を土台としていて、たとえどんなに「良いこと」を「意識」したとしても、意識からくる力はそこに必ず身体の部分体を生み出し「対立」を生みます。

たとえば、手を胸の前に合わせて祈りの形をします。この形をつくると、その人の背中を後ろから押しても強いことが分かります。ところがこの時に、「お金が貯まりますように」と祈ると、後ろから押すと弱くなって崩されてしまいます。

今度は「世界平和のために」と思って同じことをしてみます。背中を押すと、この時も同じく崩れてしまいます。たとえそれが「良い思い」であっても、それが「意識」からの発動であれば、気が止まり、身体の呼吸が浅くなる、あるいは止まるので、身体は弱くなるということです。

これに対し、意識を働かせない無意識は、心を根源とした身体からくるものであり、そこでは身体に気が流れ、身体の呼吸ができているので強くなります。そ

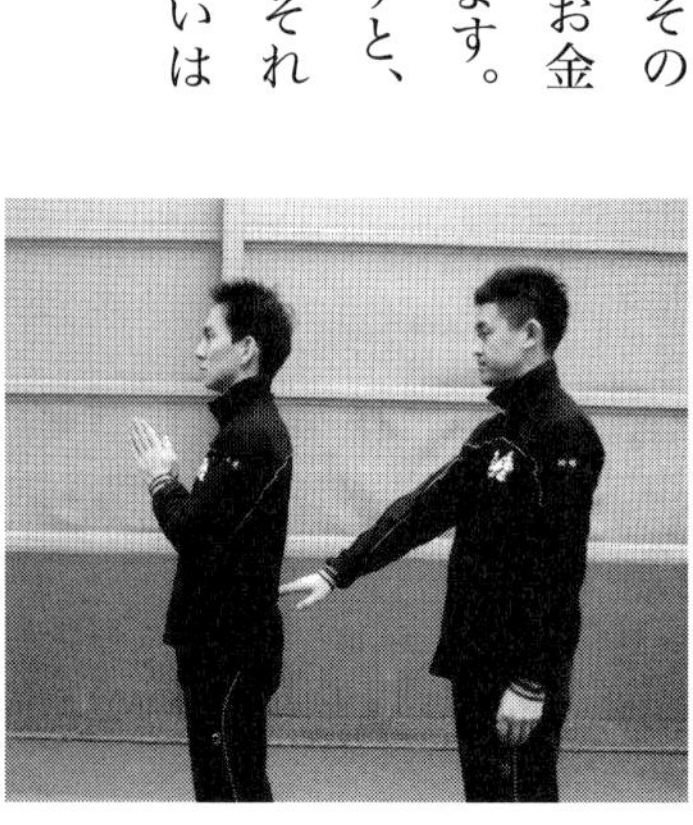

の状態の身体が統一体というあり方ですが、まさに「心」からくる良い祈りはただ手を合わせるだけで統一体になり強くなります。そこに「思い」を入れると頭からの意識が働き、部分体になって弱くなります。

この意識によって身体が弱くなることを実証で示します。

〈実証5〉

①1人があぐらをかいて座ります。もう一方の人がその人の胸と背中を両手で押さえはさみます。

②その状態を保ったまま背中を押すと、押された人は「倒れまい」と意識して頑張ります。意識した背中は一見強いようですが、反対側の胸側には意識がいかず、「死に体」となります。実際背中側は、押す手に背中の皮膚の感覚が分かりますが、逆の胸側はその感覚がなくなります。つまり「死に体」状態となっている胸側は何も感じない隙だらけの危険な状態となっており、そこを押されるとたちまち後側に倒されてしまいます。逆に胸側を押すと背中側が虚になり、同じことが起きます。

③あぐらをかいている人に「気」を通すと、瞬時に全体が強くなり、背中

側から押しても胸側から押してもゆらがなくなります。これが「統一体」です。当然、背中、胸を含めすべてが「生き体」ですから、逆に背中、胸を押さえている相手を簡単に投げることすらできます。

②における意識の世界ではどんなに頑張っても背中、胸の両方を同時に強くすることはできません。従って背中と胸の両方を交互に押された時に倒れまいとすればするほど、ゆさぶられてしまいます。これが部分体という「死に体」で、一般的にはすべての人がこの状態になっています。意識することがかえって居付きになるという「意識の弊害」を示しています。

③における統一体は「気」によって生じる身体であり、身体が一つとなり、「生き体」として強く、かつ相手と調和する力を生み、さらには相手を無力化する原動力ともなります。まさに統一体こそが真の自然体であり、人間本来の力を発揮させる土台となります。

〈実証5〉

①背中を押された時、倒れないように頑張る。
すると、胸側が「死に体」となり……

②胸を押されると、簡単に崩されてしまう。

③身体に気を通されると瞬時に「統一体」となり、どこから押されても強く、揺らがない。

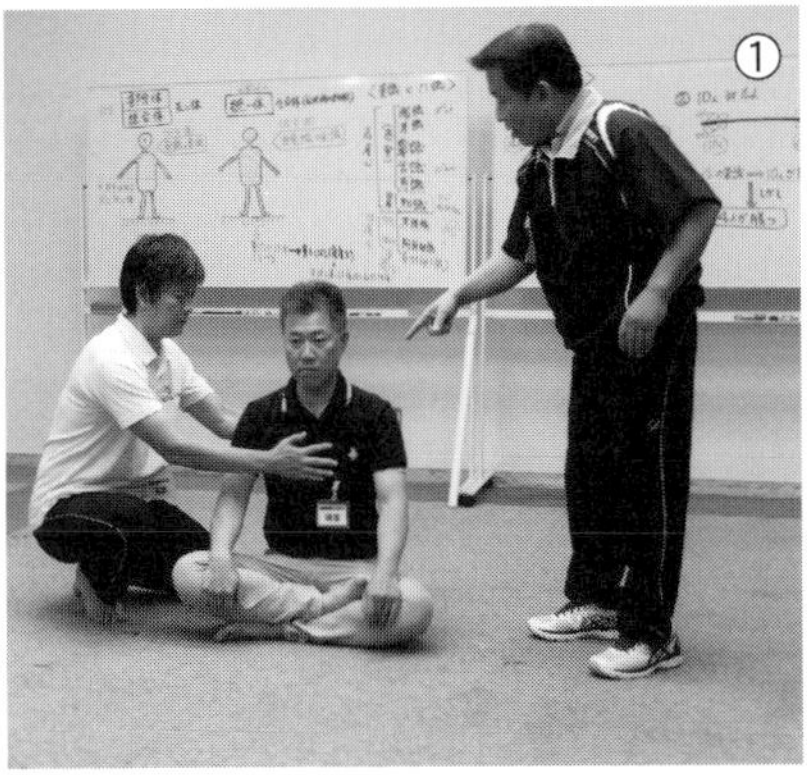

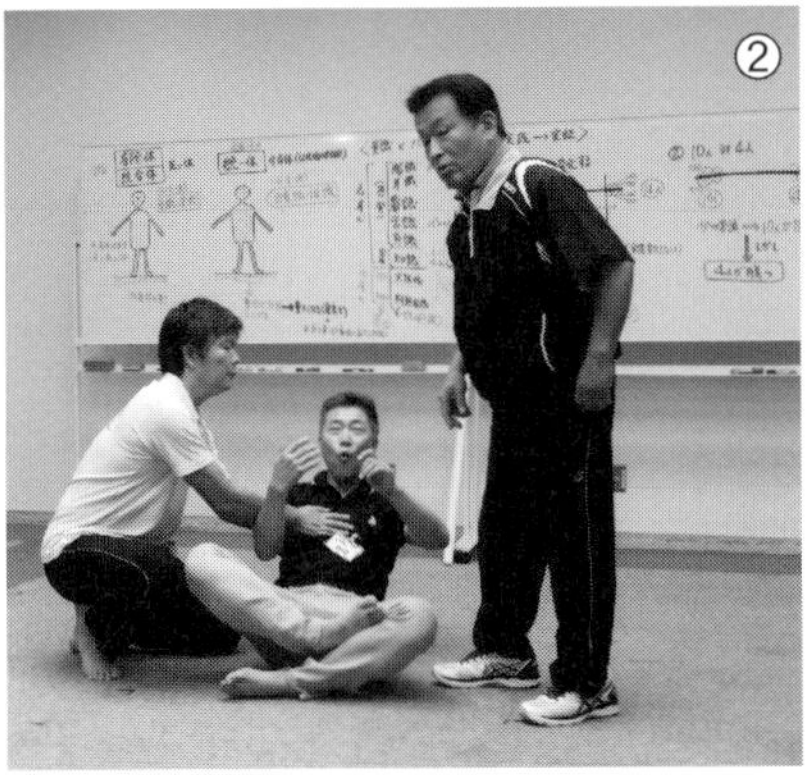

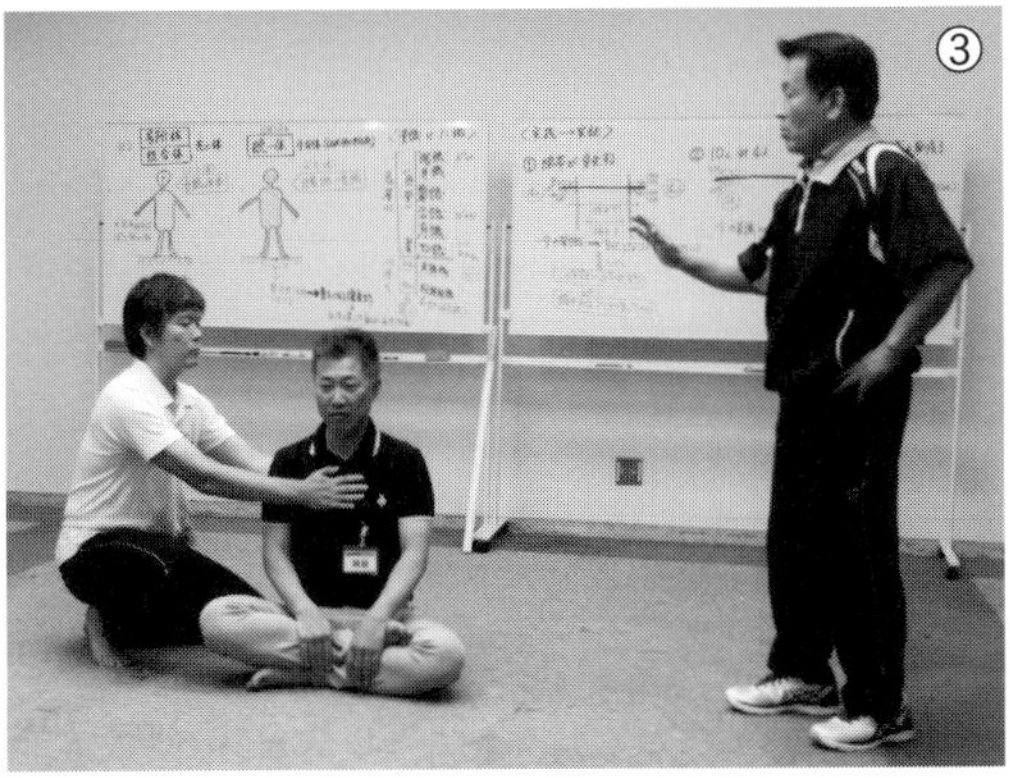

無意識下にある身体

ところで、アメリカの神経科学者デイヴィッド・イーグルマンが『あなたの知らない脳』でこの「意識の弊害」について興味深い記述をしているので紹介します。

あなたの内面で起こることのほとんどがあなたの意識の支配下にはない。そして実際のところ、そのほうが良いのだ。意識は手柄をほしいままにできるが、脳のなかで始動する意思決定に関しては、大部分を傍観しているのがベストだ。わかっていない細かいことに意識が干渉すると、活動の効率が落ちる。ピアノの鍵盤のどこに指が跳ぼうとしているのか、じっくり考え始めると、曲をうまく弾けなくなってしまう。

（デイヴィッド・イーグルマン『あなたの知らない脳』早川書房　２０１６年）

まさに人間に元々備わっている自在なる身体に対して、意識が自由を奪っているということが記されています。

またイーグルマンは、

「脳はたいてい自動操縦で動いていて、その下で稼働する巨大工場に意識はほとんど近づけない」

と言っています。

眠っている時の呼吸は自然体で、まさに脳の自動操縦であり、無意識であり、寝入っている時に蚊にさされたら無意識にかゆいところをかいていたりするのも、脳の自動操縦によるものです。

このような認識に立つと人間劣化の要因として、本来自動操縦であるはずの身体が、「意識」によって邪魔をされているということが見えてくると考えています。まさに知識優先主義の弊害です。

唯識の教えと統一体

仏教の唯識《ゆいしき》の教えに「八識」[*1]があります。すなわち人間には意識下の表層心として眼識、耳識、鼻識、舌識、身識の五識と思考としての知識があり、合わせて

*1
一識は部分体の捉え方
八識は統一体につながる捉え方

	八識		一識
表層心	五感	眼識 耳識 鼻識 舌識 身識	
	思考	知識	知識
深層心	我	末那識	
	根本	阿頼耶識	

（参考文献）ＮＨＫテキストより

六識があります。無意識下にある深層心としては、末那識《まなしき》、阿頼耶識《あらやしき》の二識があり、トータルで八識になります。この八識のうち本来人間の土台となるのは、無意識下の深層心にあると言われています。

ところが今の常識では、本来、自動操縦するはずの脳が知識という頭での思考に邪魔をされてしまっています。知識は人の行動の実効性において1パーセント程度の貢献しかしていません。にもかかわらず私たちはそれが大半を占めているような錯覚をしています。ですからこの知識こそ、部分体となる元凶とも言えるのです。

一方、統一体は目、耳、鼻、舌、皮膚の五感を通してのそれぞれの情報取り込みと、気のようなエネルギーを取り込む機能を合わせ持ち、その取り込んだ情報を脳はまさに自動操縦で対応しています。そういうプロセスを持った統一体となってこそ、まさに人智を超えるようなことも可能となるわけです。

統一体は心と密接に関係しています。部分体が頭の命令なら、統一体は心を発信源としています。お年寄りが電車に乗ってきた。「席をゆずろうかな」という頭での考えでは遅く、気づいたら、すでに「席をゆずっていた」という心を起点とした行動のスピードは速い。このことからも部分体と統一体の違いがよく分かります。

情報伝達メカニズム

たとえば文字を読むということについて、ふつう目を通して情報を得ていますが、目が見えない人はどうなるのか。指を通じて、すなわち点字という方法で情報を得ることができます。その情報伝達のメカニズムは、目、指で読み取った情報をそれぞれの電気化学信号に変えて、それらがニューロン（神経細胞）という伝達細胞のネットワークを駆け巡り脳に情報がいくことが分かっています。そうしたあらゆるルートからの情報を処理する能力を持つのが脳であると言いますが、脳内の難しいメカニズムを知らなくても、私たちは自然に文字を読み取り、理解することができるわけです。

私たちは、このようなメカニズムで目、耳、鼻、舌、皮膚の五感から情報を得ていますが、私たちが感覚的に経験するすべての外界の情報がこのように電気化学信号に変換されるものであるならば、では、この本のテーマでもある気が引き出す驚きの人間力のメカニズム、言い換えれば「気が人に伝わるメカニズム」はどうなのか。「気」を取り込む受信機やセンサーはどこにあるのか。まさしくそれは60兆個の細胞ではないかと私は考えているのです。

気の情報も五感の情報と同じく何らかの電気化学信号に変換されてニューロン（神経細胞）を通して脳に伝わっていると推測できます。そして、「気」によって現状認識ではあり得ない身体変化の体験をした人のみが、少なくとも「気」という新たな伝達ルートを（再現の有無は別として）体内に無意識下に構築することができるということです。

気のように目に見えず感じることのできない情報、すなわち無意識下で能動的に起こすことができる情報伝達こそ、奇跡と言われるようなことが起こり得る本質だと思っています。すなわち意識に支配されない深層心という無意識にこそ、人間本来の情報伝達があるということです。それは私たち人間にはすでに、宇宙に生かされている、守られているという宇宙からの情報が伝達される仕組みが備わっているからではないかと考えています。まさに、気による様々な実証はその事を教えてくれています。

手足が麻痺している人は杖を放ることで歩けなくなるという事実を通して、身

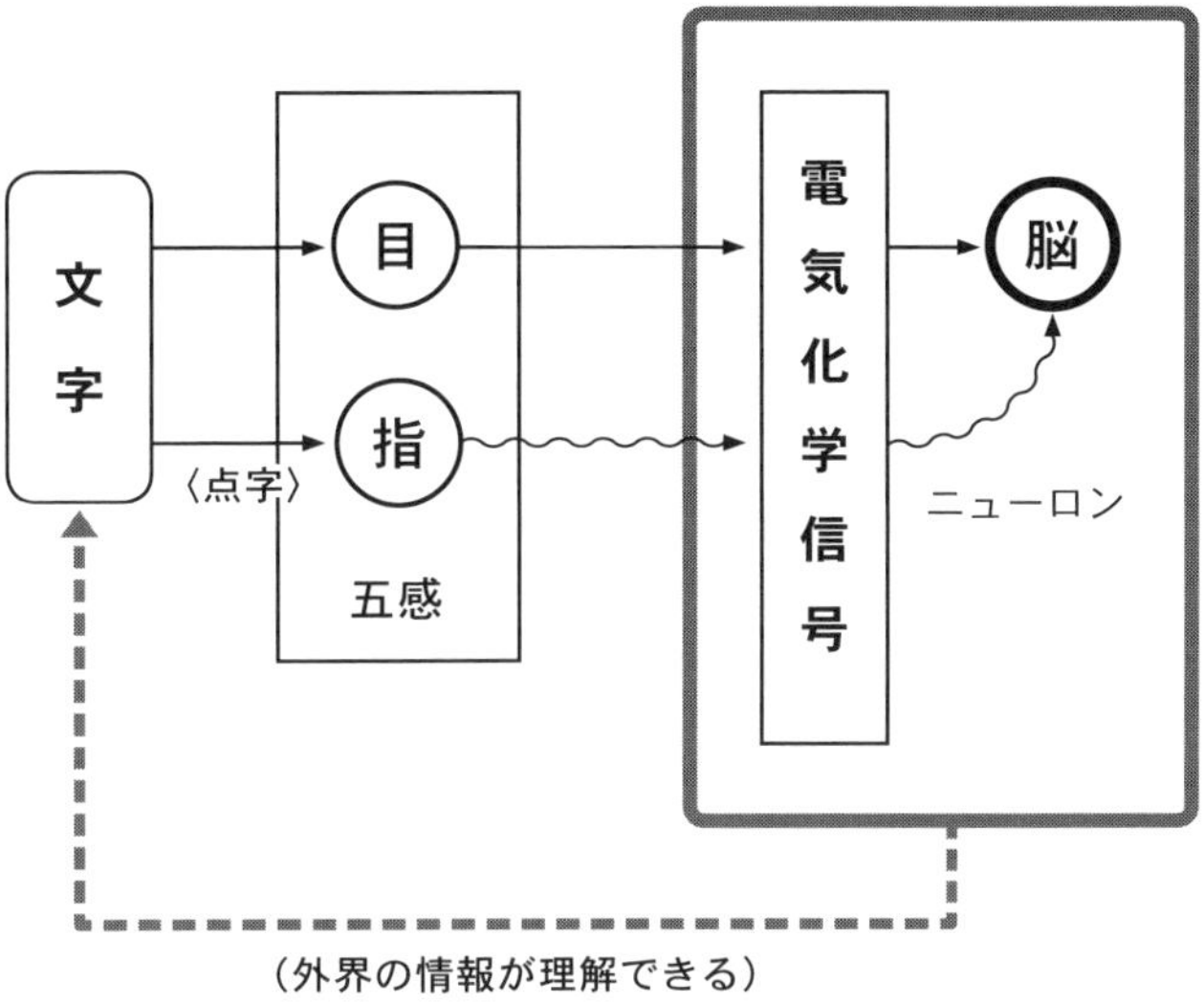

目から入った情報も、目の見えない人が点字から読み取った情報も、どんなルートであれ、すべての情報は、電気化学信号に変えられて脳に伝達される。

この電気化学信号が脳に伝わり脳の自動操縦で処理される段階で、「意識」（知識）が邪魔をするのだ。

「ビールの味はにがい」と理屈で教えたら、その情報（知識）で脳は処理してしまう。それは真実ではない。真実の情報は**「ビールは飲めば分かる」**このあり方しかないのである。

図３．情報伝達メカニズム

体が本来持っている本質に気づくことができ、またその身体は再び歩きたいという必死な思いに応えてくれます。まさにそれは心の叫びであり、この思いが身体機能を開発させていくのです。ところが健常者はふつうに歩けてしまうので、心の叫びより頭の意識が先行するため、そのことになかなか気づけません。

本来人間は意識や知識を通さなくても、桁違いの情報量を伝達する能力を持っているのです。しかし知識や意識を使って伝達することに慣れきっているため、圧倒的な身体変化や奇跡と思われるような事を可能にする気の伝達ルートが閉じられてしまい、自らの身体変化の可能性や視野を狭めてしまっているのです。

まさに人間としての機能、能力が意識に邪魔をされて、本来の人間力を発揮できなくされているということです。

質の悪い力

いろいろな形でインプット（入力）された外界の情報が脳で処理され、今度は外界にいろいろな形でアウトプット（出力）されていくわけですが、アウトプットには脳の自動操縦によるものと意識によるものがあります。この意識によるアウトプットが人間の能力を比較にならないほどレベルを下げるのです。

そこで、まず何か事をなす時の身体の「力」について考えてみます。力には脳の自動操縦とも関係している無意識の力と、意識からくる力があります。さらにこの意識からくる力には異なる二つの力があります。

たとえば1（A）対5（B）の腕相撲でBの5人がAの1人を押さえます。その時のAの手はテーブルについたままです。この状態からAがBを引っくり返すという腕相撲です。意識からくる二つの力とは押さえる側のBの力において、ひとつは本気で強く押さえる力であり、もうひとつはあえて意識して強く押さえる力です。

この二つの力は、どちらも本気ですが、その質が大きく異なります。すなわち後者の力は、閉じた力[*2]であるためAに対してB側は衝突の力となっています。すなわちB側の人の気が止まった状態にあり、木で言えば枯れ枝状態です。枯れ枝は強いように見えますが、ある限界点を超えると簡単に折れてしまいます。それと同じで、B側の強さはもろさを伴っているので、一瞬引っくり返しにくくなります。

その状態は一見B側が勝っているように見えますが、実は、そのB側の意識で固めて閉じた力には大きな弱点があります。すなわち「居付き」の状態にあると

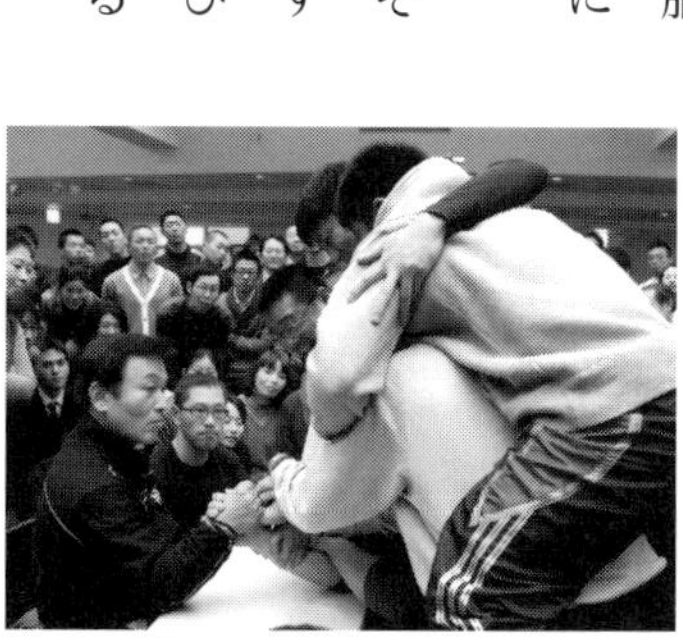

A（著者）　**B**（5人）

＊2 閉じた力
意識を一点に集中し居付いた状態、つまり「何がなんでも押さえつける」といった力のあり方。
よく武道稽古で見られる「思い切りつかむ・押さえる」力は、見かけは強いが、逆に自分を弱くさせていることに気づかなければならない。

いうことです。その証拠にB側を第三者が横から押すと、簡単に崩れてしまいます。

この居付く力を私は「質の悪い力」[*3]と呼んでいます。この居付く力は武術などにおいては、まさに隙だらけの状態をつくるので、昔から最も戒めるべき力とされています。

質の良い力

これに対し、「質の良い力」とは、B側が居付きのない力で本気で押さえてきたのを、Aが筋力に頼らずに引っくり返した際に、生まれる力のことを言います。すなわちこれは、AがB側を細胞の力で包み込むことによって生まれる力なので、倒されたB側はAの調和力の中に包み込まれ統一体になるので、B側も強くなります。その証拠に腕相撲中にB側を第三者が横から押しても全く崩れません。

つまり、Aの気によってB側は包み込まれ、引っくり返されながらも守られている、活かされているということです。

B側は、このAに包み込まれる力[*4]で倒されることによって、筋肉でない、細胞

＊3 質の悪い力に見るもうひとつの弱点

B側は「居付く」ことで固まってしまっていて、指に力が入らない状態になっている（部分体）。従ってAは自分の手を下から簡単に抜くことができる。そしてB側を上から軽く手で押さえるだけで、B側は手を動かせなくなる。

居付くことがどれだけ身体を弱くしているか、このことからも分かる。

＊4 包み込まれる力

このAがB群をの包み込む力は、大きく分けて3通りある。

1. 相手の押さえ込む力をゼロ化して、返す力。
2. 自分の内面から出てくる力と相手と調和して返す力。
3. 気で返す力。これは相手に触れず返す力となる。

この3通りの力はB群を包み込む力なので、いずれの力でも倒されたB群には気が通り、A以外に対し強くなる。

の働きによる力を体験することができます。同時にこの体験は、細胞を動かす命令源が心にあることを教えてくれています。このように心は目に見えませんが、心の影響が顕著であることが分かるので、心と身体の関係の重要性に気づくことができるのです。

たとえば

「お年寄りに席をゆずろうかな」という頭による考えに対して

「すでに席をゆずってしまっている」という行動に見る心のあり方の違いに気づくことができるのです。

右記のような細胞の働きに包まれる体験をすることで、それが、意識からくる行動なのか、心からくる無意識の行動なのか、さらには無意識の行動を通して「無意識とはどういうことなのか」に自分で気づけるようになるのです。

人間の潜在能力を引き出す心

足の不自由な人が、松葉杖を投げたら身体が弱くなり、丁寧に渡したら強くなるという実証は、回復には物を丁寧に扱うという心が大事であることを教えているのです。

すなわち人間の本質が心にあることを諭しているのです。そして、それは感謝や祈りにも通じます。私たち人間はこの宇宙に生かされている存在だということに通じてこそ、真心、感謝、祈りの大切さも理解できるわけです。しかし、なかなかそういうふうに捉えることができないのもまた私たちの我《が》ゆえであります。この実証は、エクササイズとして単に繰り返すだけだったり、単に「感謝します」と言葉で言うだけではそこに心はなくなり、その効力は失われてしまいます。従って、その強さを維持するためには、日常において物を丁寧に扱うという心を身につけなければならないということです。まさにそれを身につけるプロセスとは、自論でもある

『進歩・成長とは変化することである。
変化とは深さを知ることである。
深さとは謙虚になることである』

というあり方に従うということです。

心でなく意識でも動けてしまう健常者はなかなかそこに気づくことができません。それゆえ、様々な実証を通じて、心のあり方で身体に変化が起こることを体験し、その事の重要性に気づいてもらっています。まさに「心あり」がいかに人間の潜在能力を引き出すかという事実に目覚めてもらうということです。

このように目に見えない心のあり方が、人間の潜在能力を引き出すための重要な鍵をにぎっているのです。裏を返せば、生きていることを意識する自分から、この宇宙に生かされていることを心で感じられる自分になることが大事だということです。まさに謙虚な自分になることに目覚めるということです。

人間は頭の命令と筋力で動く部分体から、心と細胞を発信源として動く統一体になれば強くなれる、ということです。それこそが**人間の本来の力すなわち人間力であるのです。**

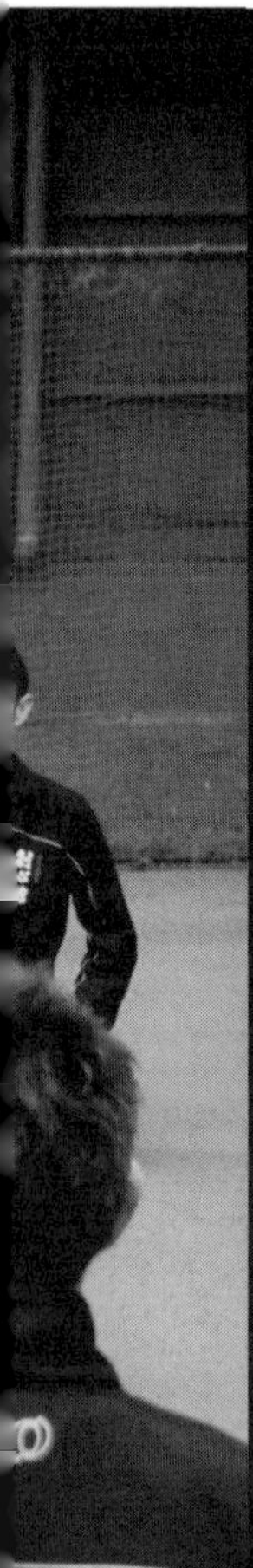

お年寄りが電車に乗ってきた。
「席をゆずろうかな」という頭では遅く、
「すでにゆずっている自分」という行動先にありきの
心のスピードを持つことです。

そういう無意識の心のスピードこそ、
あらゆる事を可能にする本質、調和・融合を生み出し
ひいては「気」の世界につながっていくのです。

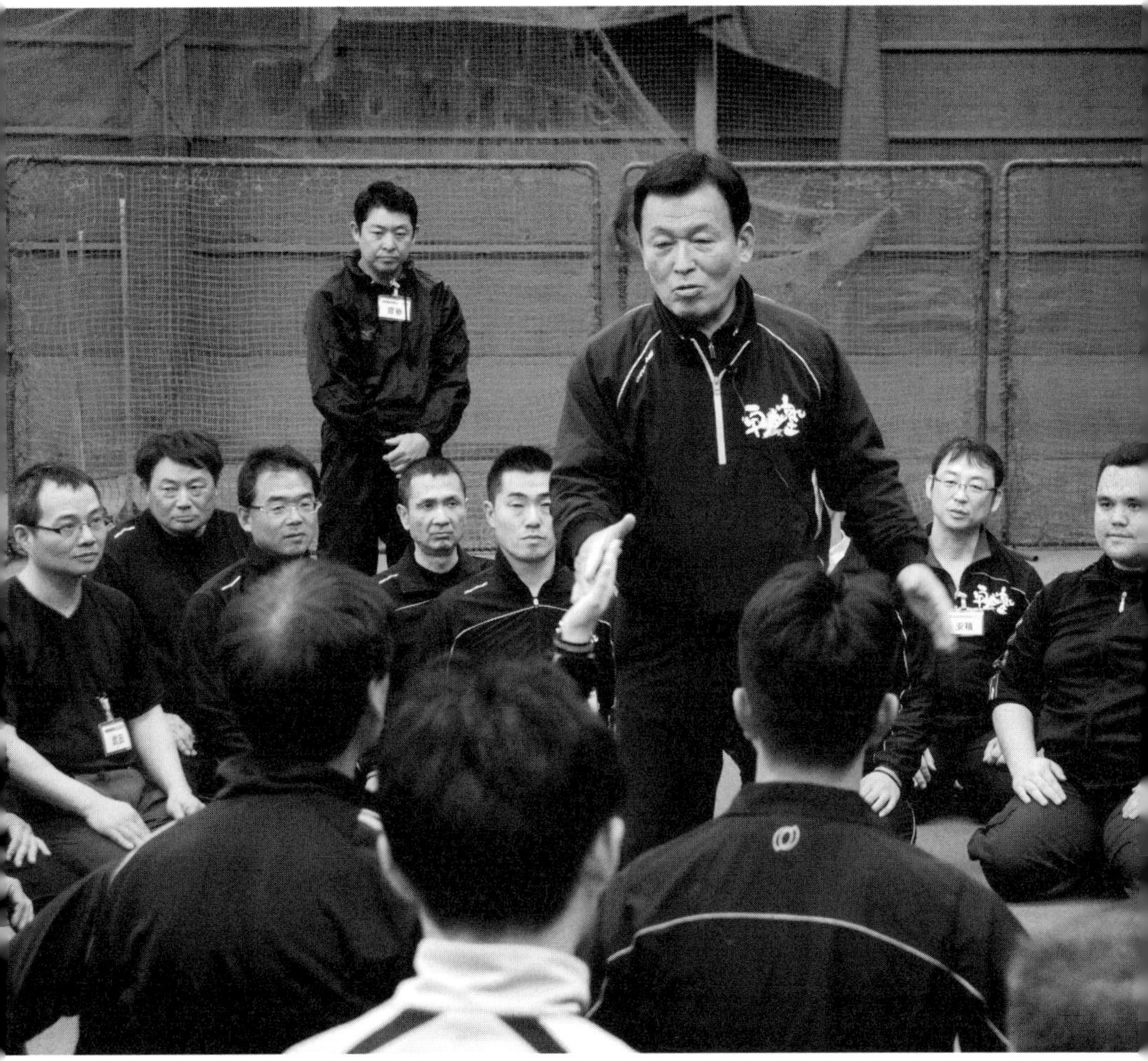

宇城道塾

第三章

気と時間

気は、常識の世界にある不可を
可とする実践性と同時に、
思考の深さを創造します。

そこからスピードが生まれ、
今の先が読めてきます。

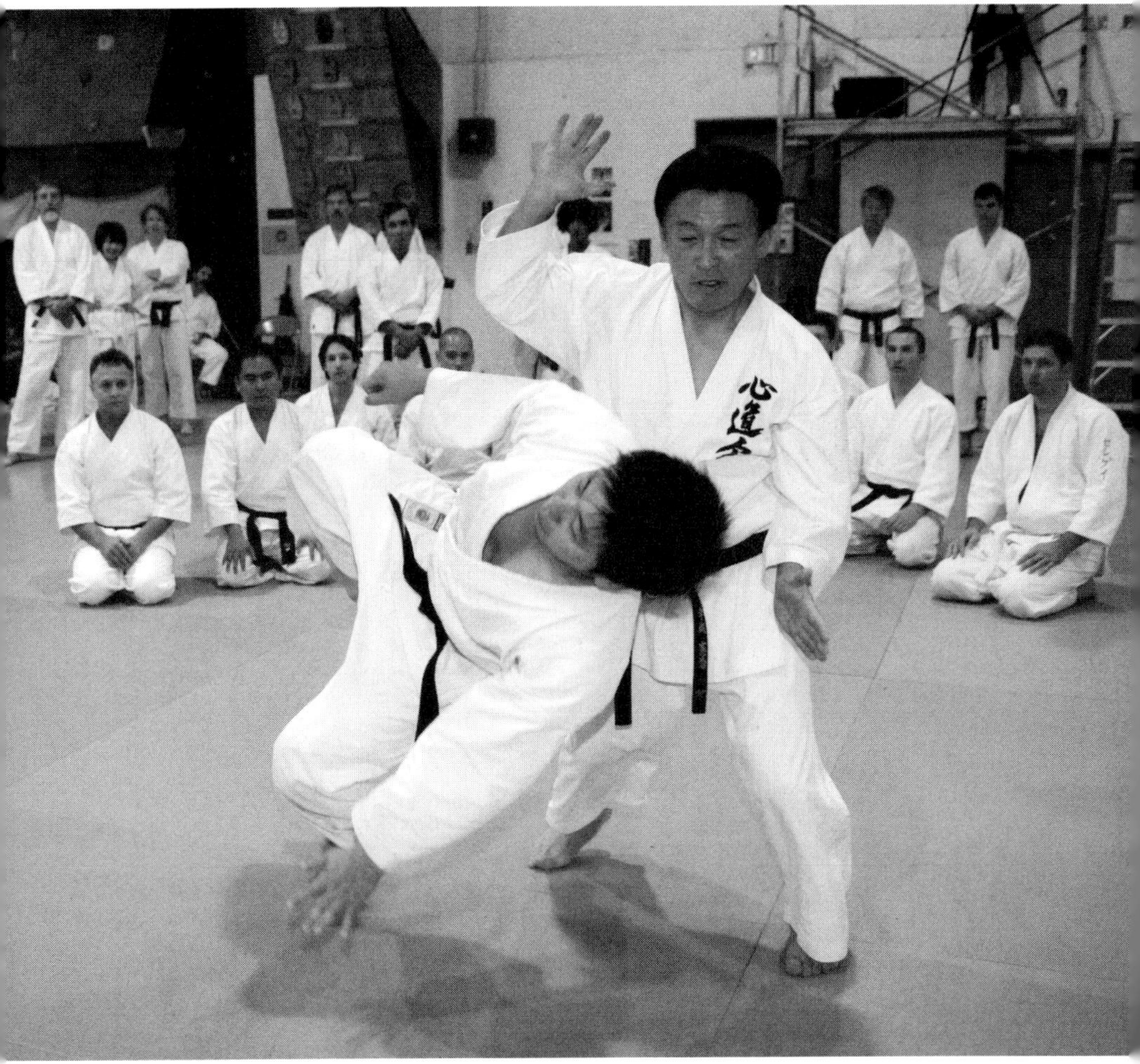

コロラド合気道合宿での指導　2002 年

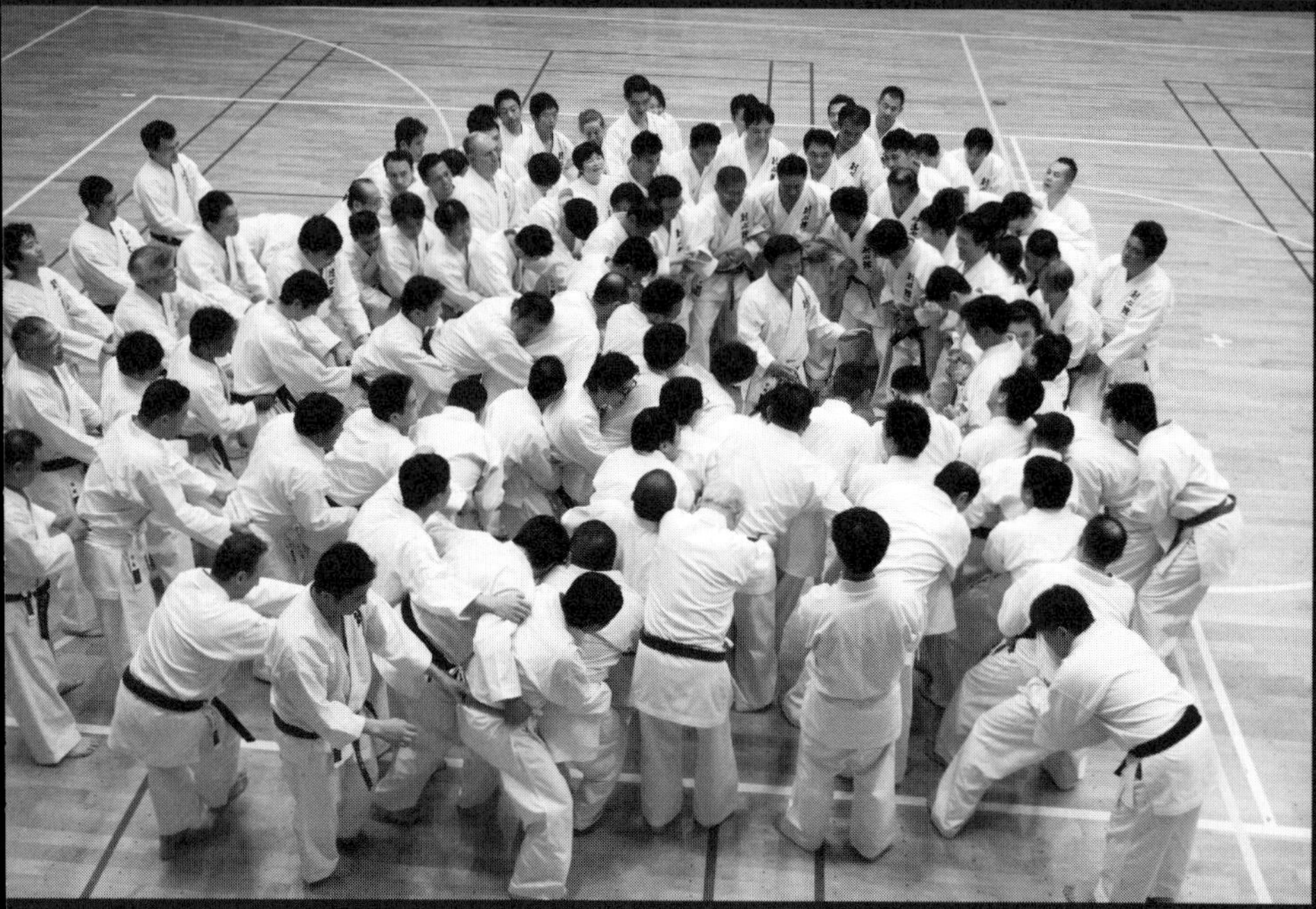

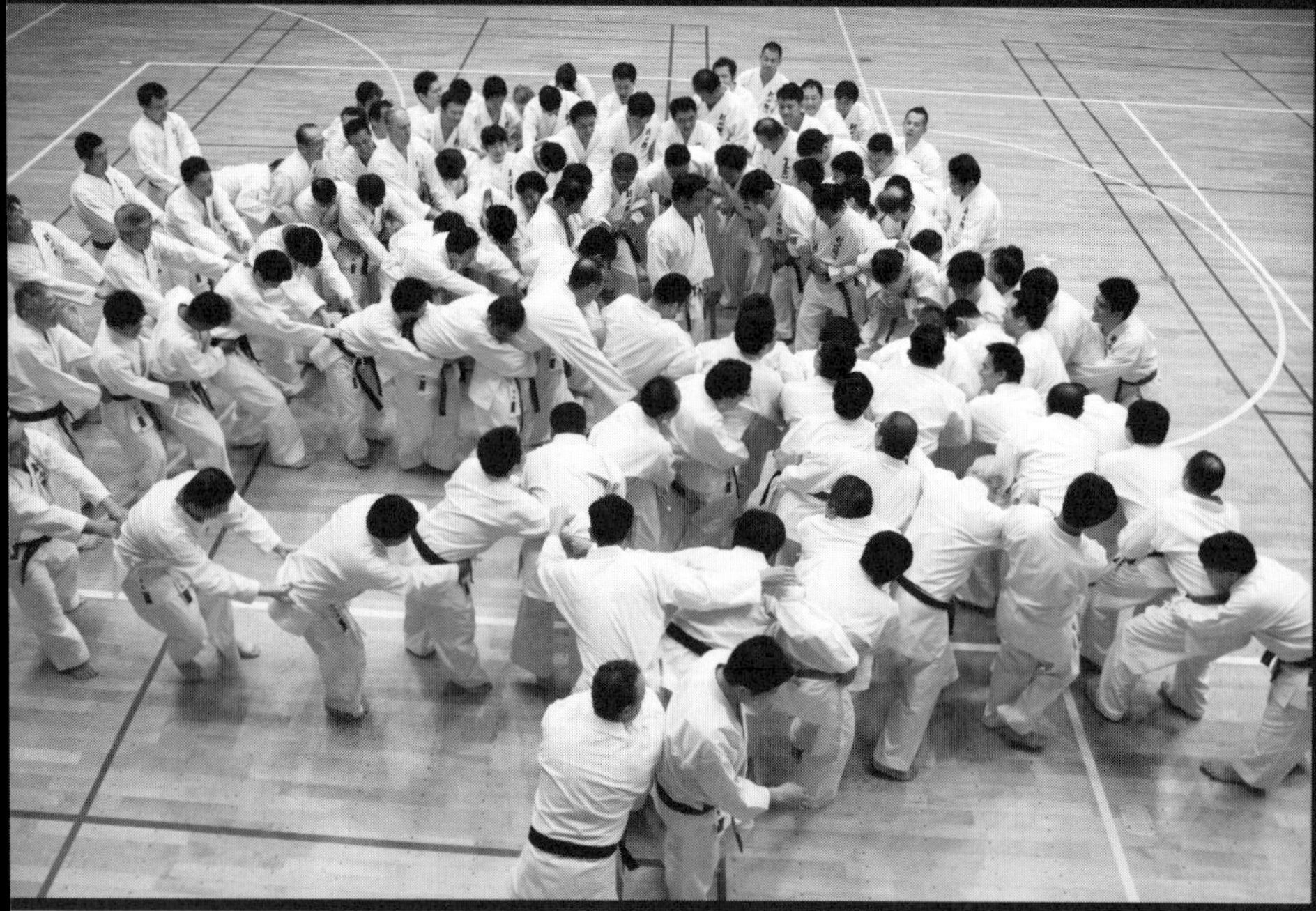

東京空手実践塾　2017年

「今という間に今ぞなく
今という間に今ぞ過ぎゆく」

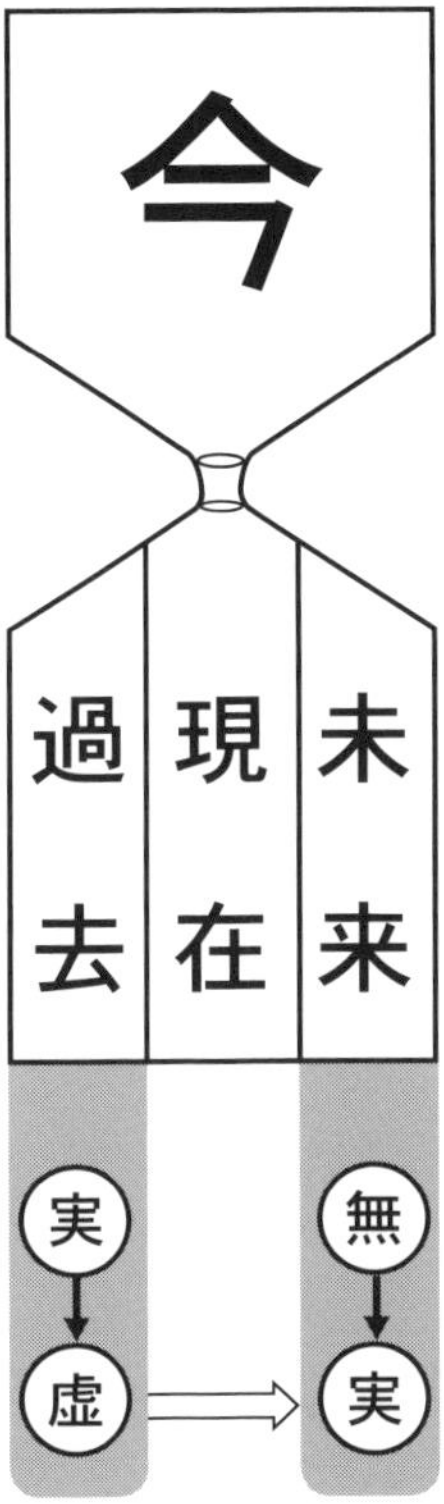

「今の中にある過去の実《じつ》が虚《きょ》
となった瞬間、
未来の今が無から実となる。
まさに今の中に過去と
未来があるということ」

今の中に未来あり

紀元前５００年頃に活躍したギリシャの哲学者ヘラクレイトスは、「同じ川に二度と入ることはできない」と述べています。つまり自分の立ち位置が同じであれば、変化・進歩はないという示唆です。

時間というのもこの水の流れと同じで、常に継続して流れ続けています。０（ゼロ）の次は、０・０００００……１と言っても、実際時間は止まっていません。ですから数式の中にある固定した時間というのは本来はあり得ないのです。そういう意味からすると時間関数を持った数式は、あくまでも理論であり、実践ではないということです。

昔からの言葉に

「今という間《ま》に今ぞなく、今という間《ま》に今ぞ過ぎ行く」

がありますが、私はこの「今」[*1]という時間に便宜上、過去・現在・未来の三つが含まれているとしていて、「今」の中の「過去」が変われば、「今」の中の「未来」が変わるとしています。

すなわち、予測がつかない未来と言えども、現実に存在し流れ続けている宇宙

＊１「今」という時間
「今」の中に過去・現在・未来が時系列をもって同居し、今の過去にはすでに未来の姿が写し出されている。

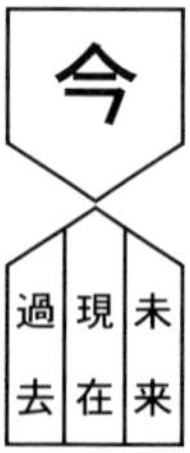

の時間、つまりこの宇宙に生かされているという時間・空間に溶け込むことができれば、今の中にある過去を見極めることで、今の中にある未来も見極めることができる、つまり今という時間の連続の中での一瞬のフィードバックによって、今の先にある未来も見えると考えています。そのことを以下の検証で実証します。

〈実証6〉
① まず1人が足を抱えて座ります（体育座り）。もう1人がきちんと正座して座ります。
② 2人にそのまま立ち上がってもらいます。
③ その2人の背中をそれぞれ後ろから押します。
体育座りの人は「ぐらつき」、正座した人は「ぐらつきません」。

この実証で言えることは、それぞれ2人が座っている「今」に、すでにその先の「今」、すなわち立った時の答えが出ているということです。

本来人間には、このように感じられないはずの「今より先の未来」が、「今より少し前の過去」に存在しているのです。時間の流れの中に、「過去」と「未来」

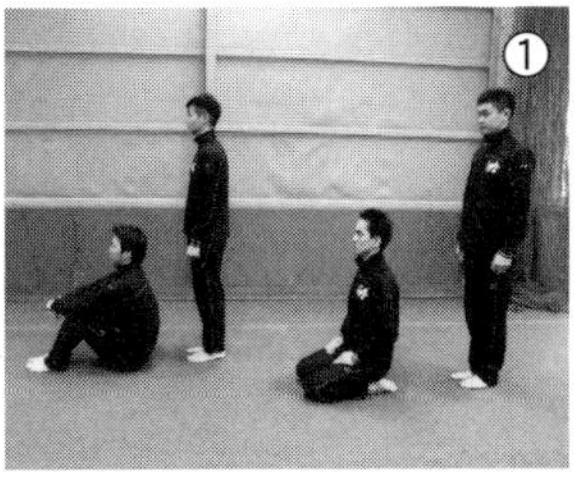

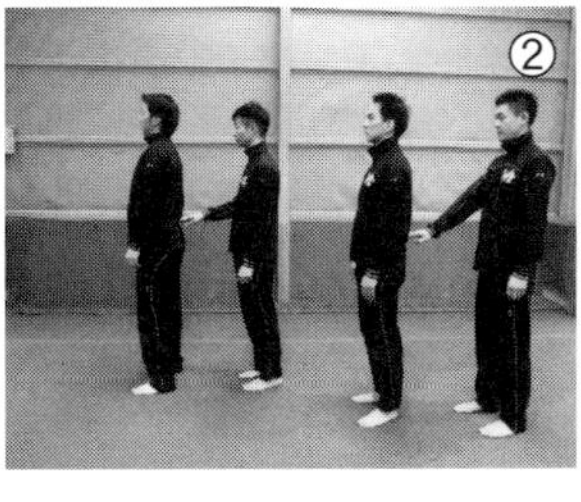

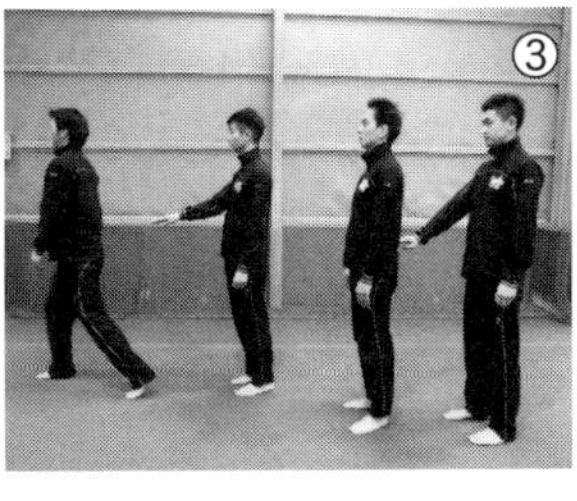

が同居しているということです。従って「今」を変えることによって「未来」は変わる、裏を返せば「今」の一瞬の中でのフィードバックとして**「今」を変えない限り、「未来」は変わらないということです。**

今、その延長上にある時間として思い描く未来があり、その未来を変えたいと願うならば、その答えは「今」にあり、まさに「今」何をすべきかにあるのです。そこが分かれば、未来を確実に変えることができます。「先見の明」や、「先を取る」という武術の極意も同様で、今の中の先が読めるから、自分を守れるのです。

気が生み出す異次元空間

3次元空間（x、y、z）に時間を加えると、4次元時空（x、y、z、t）になります。このように私たちがふつう認識している4次元時空は便宜上、3次元に時計を基準にした時間を加えた時空です。しかし客観的な時間としての1時間でも、楽しい時間と嫌な時間という主観的な時間となると、同じ時計時間でもその長さが異なるという変化が実質生じます。その違いは大人と子供とでも違います。子供のほうが速いのです。さらに、時間には実はもっと重要な別次元の時間が存在しています。

別次元の時間とは私の自論でもある身体に存在する時間です。それは私が展開している「気」の実証に見る常識では考えられない変化は身体時間によって起こるものだからです。身体の時間には段階があり、その変化は時系列に関係しています。

ここで、人間の身体が持っている時間についての時系列を述べると、心臓の筋肉は概ね1分間に60回、すなわち1秒に1回の動きなので筋肉の時間を1秒とし、その筋肉を動かしている神経の時間は1／1000秒で、さらにその神経を支配している細胞の時間は1／1000000秒という事が科学実証で分かっています。

この身体の時系列において、気が働きかけるのは細胞であり、さらには気は細胞の時間にも作用するということです。

つまり身体の中で最も速い時間を持つ細胞は60兆個で身体を形づくり、ひいては身体の動きを創り出す原点ともなっていますが、その細胞が創り出す時間は一方で「人間の無意識領域」にあることが分かっています。この無意識時間領域に働きかけるのが「気」というエネルギーであり、それによって生み出される時間が4次元の中に存在する異次元時空です。この異次元時空こそが今の常識では考えられない数々の事象を引き起こしているのです。

また気は重力と結びつき、かつ4次元時空の中の異次元時空と融合して、4・5次元時空を創り出しているのではないかとも考えています。

では具体的に「気が1／1000000秒の時間を創り出す細胞に働きかける」とはどういうことなのか。私は一例として次のような検証で実証しています。


〈実証7〉
① AがBを後ろから羽交い絞めにします。
Bはそれをはずそうとしても、もがくだけではずれません。

しかし、
② Bに気を通すと、しっかり羽交い絞めしているAを一瞬にはずすことができます。

羽交い絞めにされて身動きできない状態から、気によって自由にはずせるとい

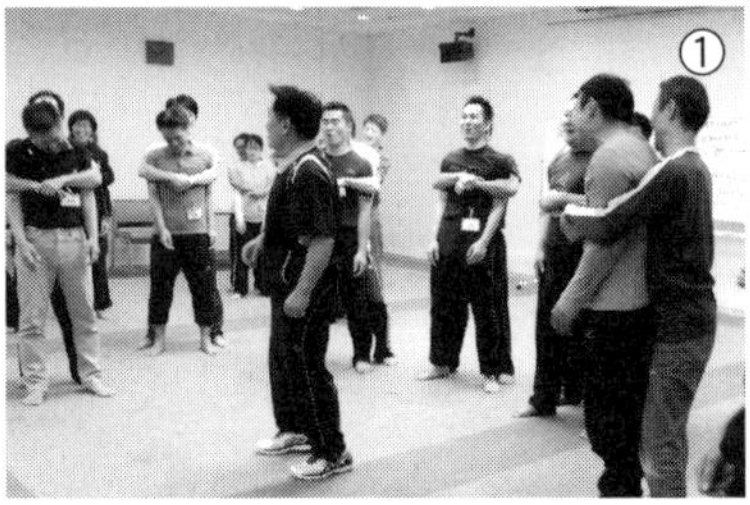

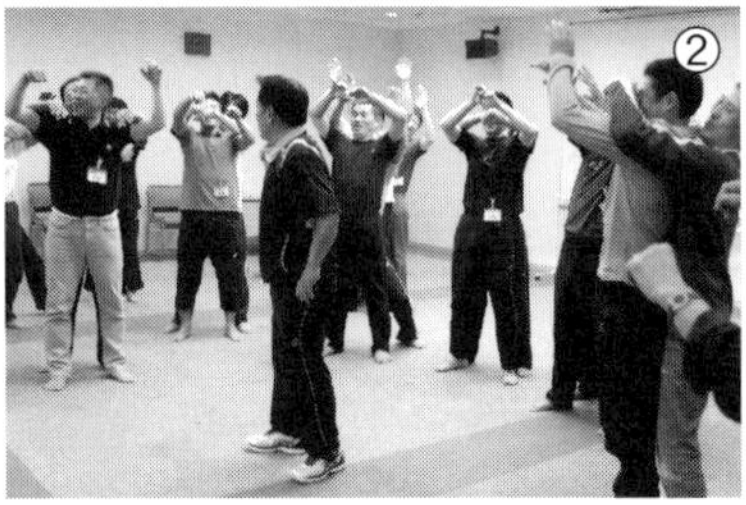
全員が一瞬にして羽交い絞めをはずせる身体に変化する

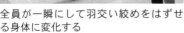

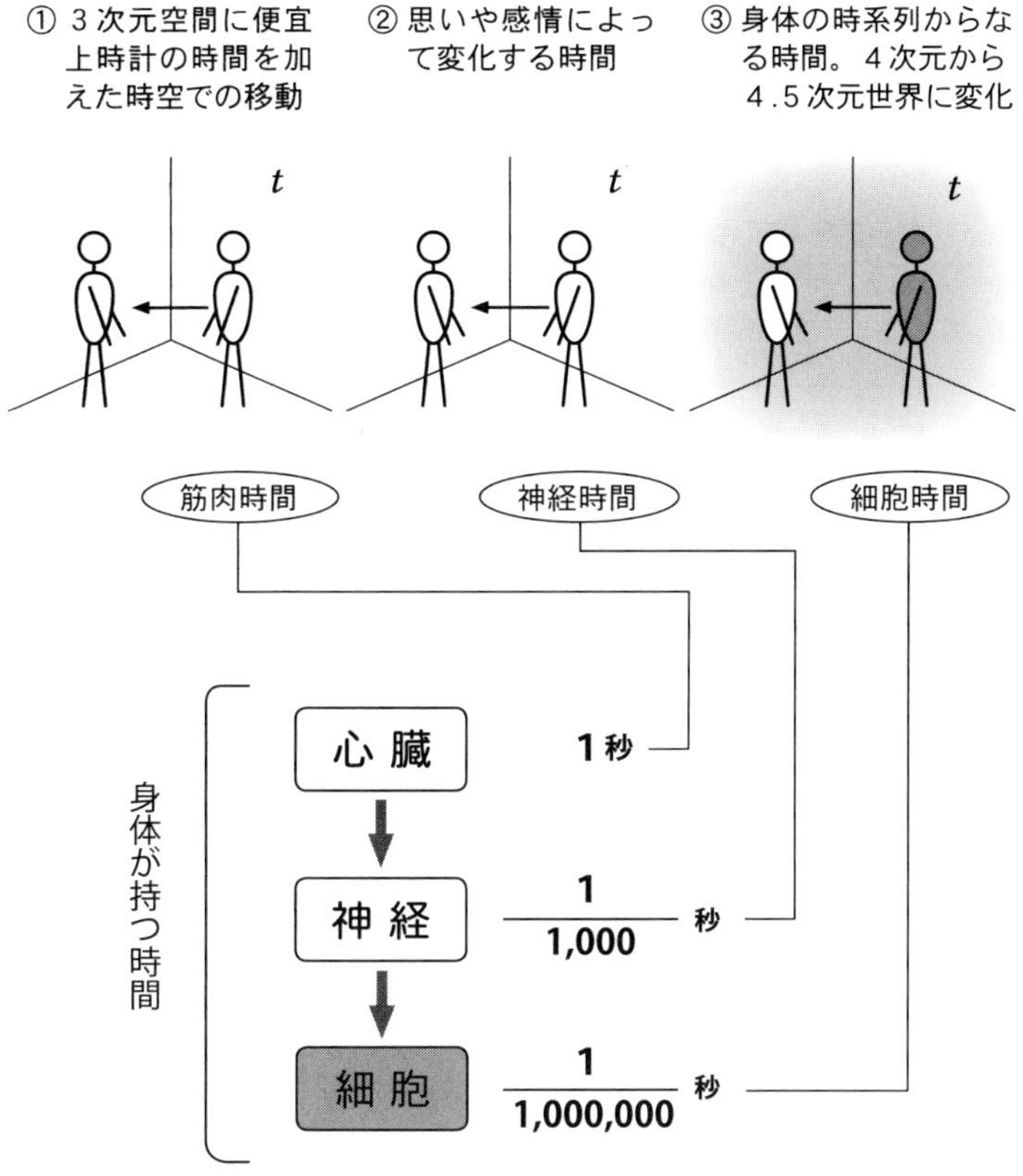

時間を変えるというのは、「今」の中の時間を変えるということ。人間の筋肉は1秒という時間を持っている。それは心臓が鼓動する時間、60回／分、すなわち1秒で、その心臓の筋肉を動かしているのが1／1,000秒という時間を持つ神経だ。さらにこの神経を動かしているのが1／1,000,000秒という時間を持つ細胞である。「気」はその細胞に働きかけることから、「気」は細胞以上に速い時間を持っているとも言える。

図4.　4次元時空における時間の変化

う身体に変化するわけですが、これは今の常識では考えられないことです。この状況は羽交い絞めをしている後ろのAのほうがその違いをはっきり感じとることができます。しっかりつかんでいるはずなのに、急にゆるんできてしっかりつかめなくなるからです。

これを理屈で言えば、気によって細胞が活性化して、羽交い絞めされた人の時間が「細胞時間」となり、筋力の力で羽交い絞めをしている相手の「筋力時間」との時間差で、相手との対立が消え無力化されるということです。

このように身体を細胞モードの時間にすることとは、空手などの組手にとって重要なことです。身体の時間が細胞モードになると、身体の動きが通常ではあり得ないような自在な動きとなり、かつそのスピード、パワーが高まり、さらには相手の動きがストップモーションあるいはスローモーションに見えるので、相手に入るのも容易になります。さらには江戸時代の新陰流の無刀流の極意に見られる、相手の「事の起こりを押さえる」ようなことも可能となります。

1対複数のような引き合いも同じです。力でくる相手に対して身体の時間モードを変えると、引っ張っているはずの相手はとたんに力が入らなくなり、こちら

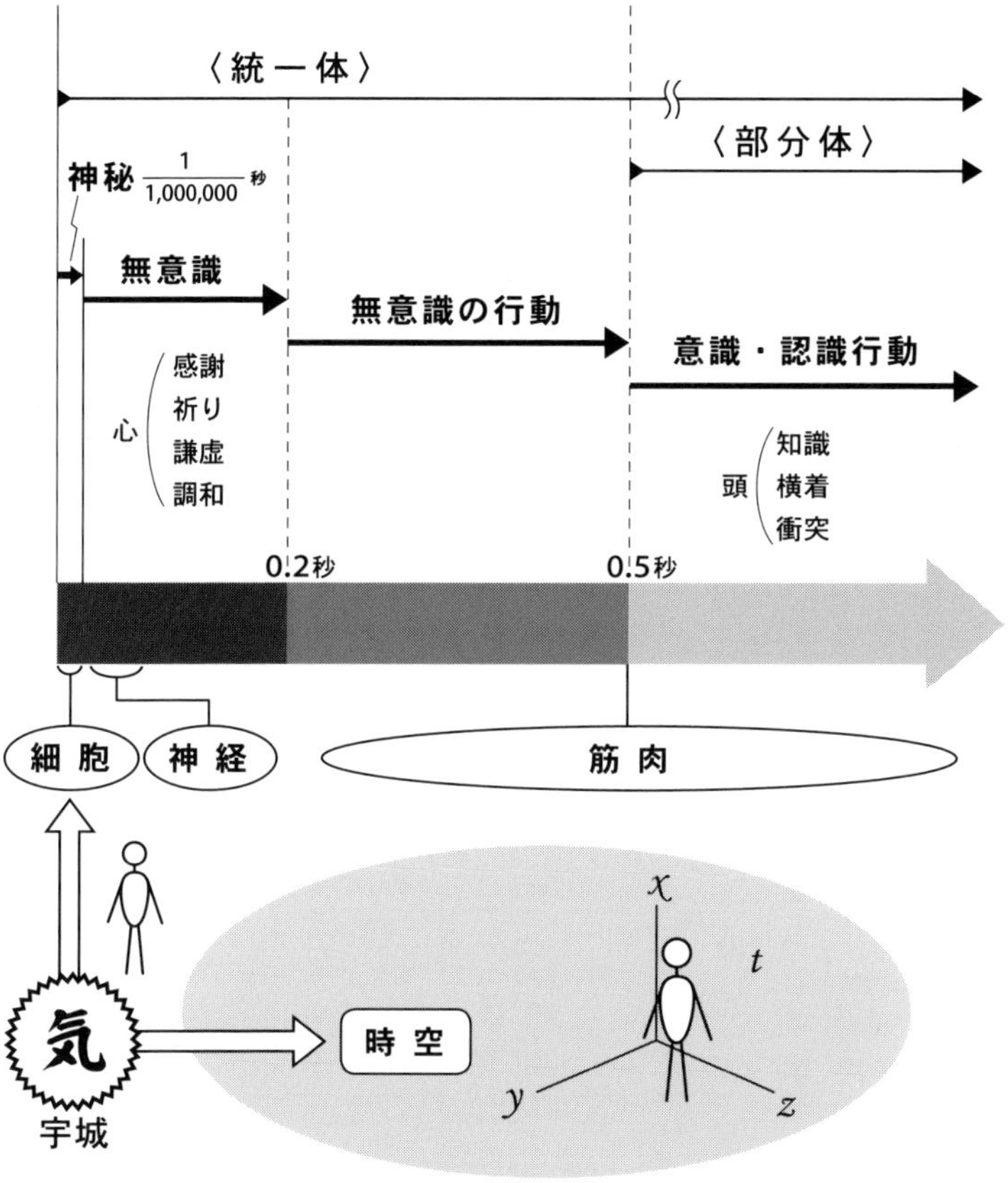

- ベンジャミン・リベット氏によると身体が無意識に反応するのが0.2 秒後だとしているが、細胞レベルのスピードは、実験で出されたデータなどでは計れないほど、桁違いな速さと言える。
- 気のエネルギーが細胞に働きかけて重さを変化させることが可能なことから、すなわち重力に積極的に働きかけることができることから、神秘の時間とは、我々「生かされている人間」が宇宙と融合する時間とも言えるのではないかと考えている。
- 出発点 0 秒からのスタートは統一体。
  出発点 0.5 秒からのスタートは部分体。

図５．身体時間の時系列と気の作用

側に引っ張られてしまいます。自論ですが、無力化つまり「ゼロ化現象」が起きているわけです。

この身体のスピードの時系列について『マインド・タイム』（岩波書店）の著者でアメリカの生理学者であるベンジャミン・リベット氏は、「0・5秒以下の時間は無意識状態にあるとし、身体が無意識に反応するのが0・2秒後」だとしていますが、この説は、実験データからきたものではあるものの、1／1000000秒の細胞の時間に働きかける気の時間と比べると、桁違いな遅さにあることが分かります。つまり武術の世界からすると、リベット氏の言う無意識の身体のスピードは遅すぎるということです。

またアメリカの脳科学者　ジル・ボルト・テイラー氏は、脳卒中で左脳が損傷し右脳しか働かなくなった自身の体験をつづった著書『奇跡の脳』（新潮社）で、その時の状況を「自分と空間との境界がなくなった」と述べています。これもまた、本質のところでは時間が関係していると考えられます。それは気によって細胞に働きかけると身体と周囲との境界がなくなり、すなわち対立がなくなり調和・融合することと似ています。

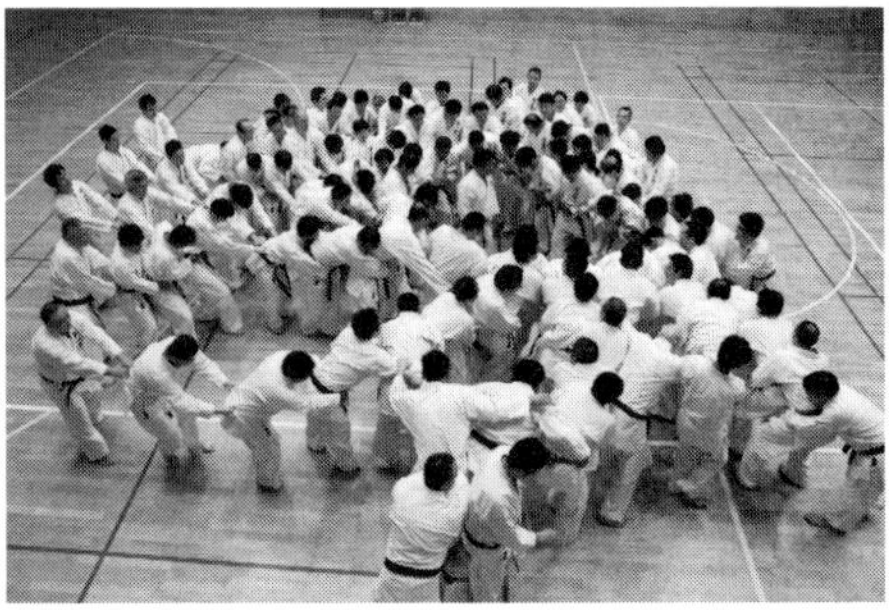

気で働きかけることで、全体が調和し一体となって渦を巻く

すなわち左脳の特長である知的感覚としての「意識」が邪魔をしなくなることで、右脳の特長としての感性感覚が身体を支配するようになり、細胞本来の働きが引き出され、時空の中に溶け込む状況にあったのではないかと思います。それはまさに彼女が４次元時空に溶け込んだからだと言えます。

時間差に見る事象

気は無意識領域にある細胞に働きかけることで、その人の遅い意識の時間を速い時間に変化させることができます。さらに気は同じ細胞レベルにおいても時間差をつくり出すことができます。細胞が活性化し身体に気が通り統一体になったと言っても、それには様々な段階があり、また同じ細胞でもレベルの違いがあるので、それは時間差にあらわれます。細胞のレベルが違えばその人が持つ身体の時間も当然変わってくるということです。

この細胞レベルの時間差に気づかせる方法としてよく行なうのが以下の実証です。

〈実証8〉

①手を前に出した人Aに気を送ると統一体になります。その手を第三者のBが下へおろそうとしてもおろせません。

ここでは統一体のA（＝無意識下の時間にある）と、部分体のB（＝意識下の時間にある）に時間差が生じています。

②この時BはAをつかんでいた手を自分の意志で離すことができますが、このBにも気を送ると、Bの手はつかんでいたAの手にくっついてしまい、自分の意志では離せなくなります（気によるBの無意識化）。すなわち部分体のBも統一体となることで、AとBが一体（ひとつ）になり、そこに調和が生じるからです。（同じ無意識下の細胞時間）

③そのようにして次々に掴んでくる人に気をかけていくと、くっついて離れられなくなる人が数珠つなぎのようにつながっていきます。

④ここで興味深いのは、モニュメントのようにつながった人たちを、周りで見ている人（C）が横から押しても、全く崩れないほど強いということです。（細胞時間となったグループと、見ている意識下のグループとの

〈実証8〉

①気を送られ統一体となったAは、部分体のBが腕を下ろそうとしても下ろせない。
②部分体のBにも気を送ると手がくっついてしまい、離せない。
③次々に掴んでくる人に気をかけていくと、手が離れなくなり、ひとつになっていく。
④周りで見ていたCが押しても、ひとつになった人たちはびくともしない。
⑤しかし、著者が押すと簡単に崩れてしまう。

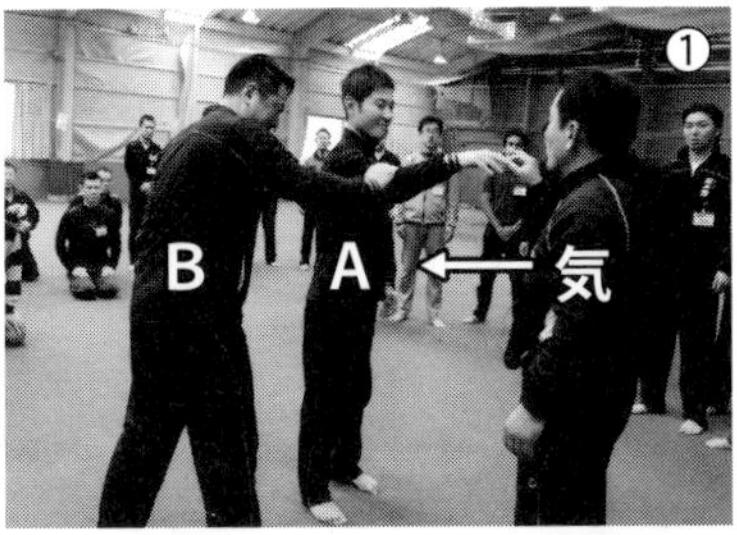

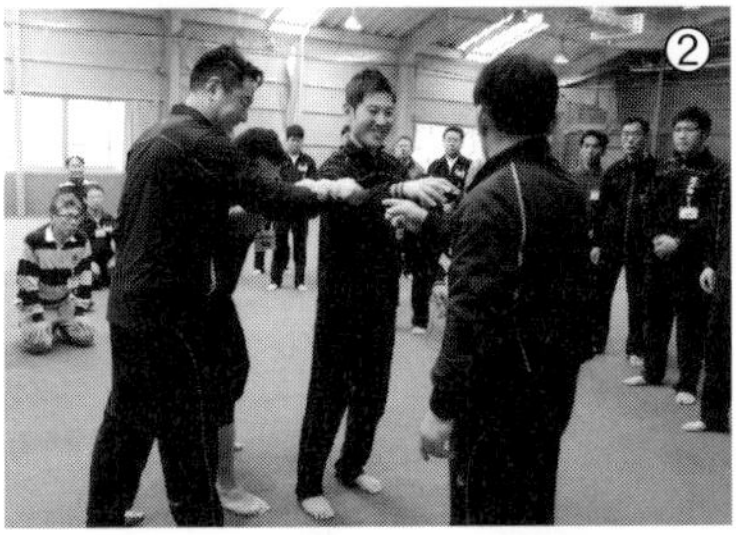

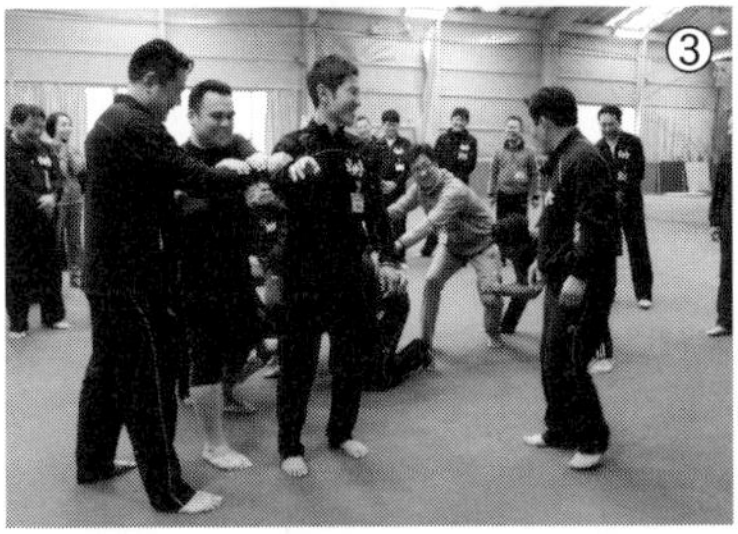

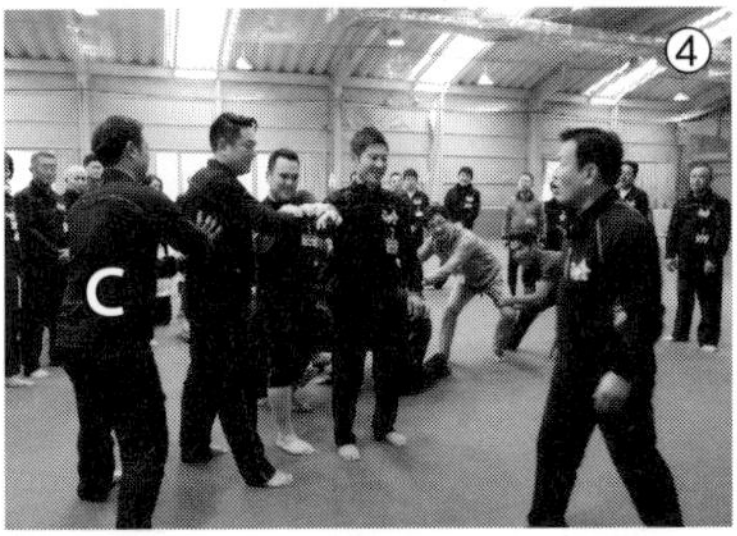

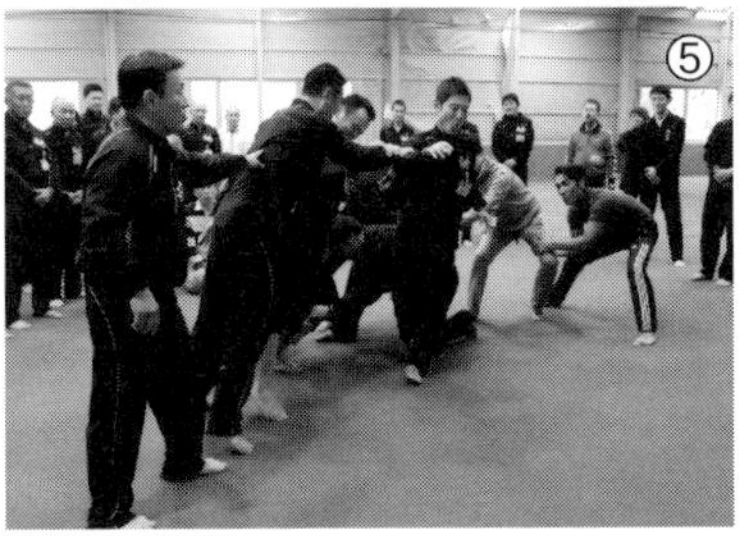

時間差）

⑤しかし、私がモニュメントを動かすと簡単に崩されてしまいます。（さらに上の無意識下の細胞時間）

このように「気」によって細胞に時間差がつくられていきます。この実証から見えてくることは、身体の時間差で対立が調和に変わり、そこに生じた調和力で身体が強くなっているということです。

実証に参加した人の細胞時間が速くなって調和し、その空間がいわば4次元空間に生じる異次元空間になり、そこに参加しないでただ見ている人たちの空間は4次元のまま、ということです。このため4次元にいる人に押されても、時間差があるので崩されません。

またさらなる証拠に、4次元にいる人に手をつかまれてもその人をそのまま簡単に投げることができます。しかしその逆はできません。このことからも確かにそこに時間差が生じていることが分かるのです。

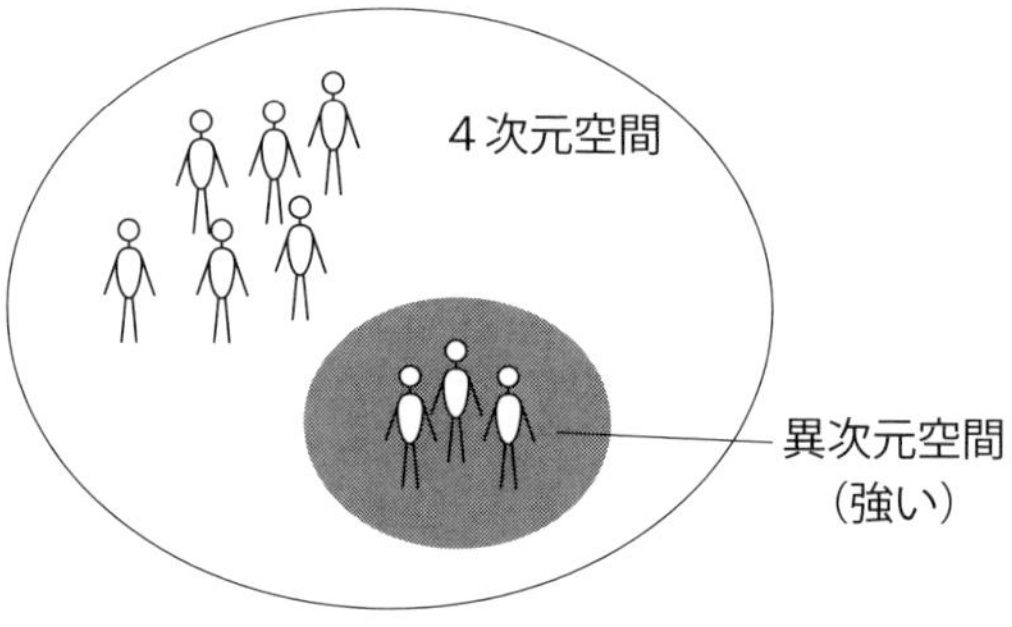

〈気がつくり出す身体の時間差〉

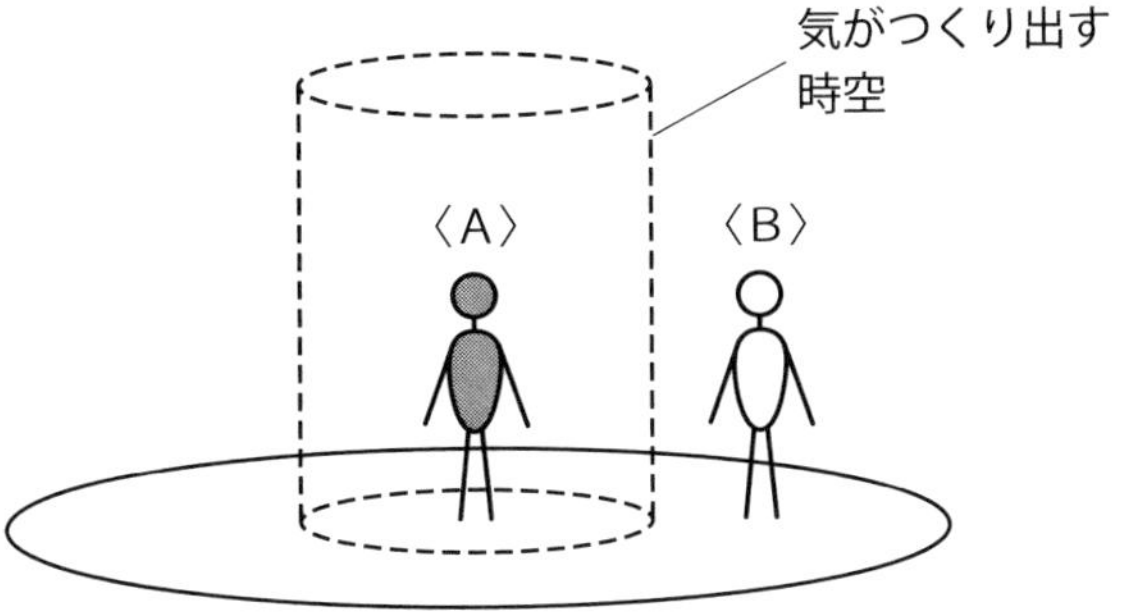

① 〈A〉は統一体になっている。自分の重さは重力と融合し、いろいろ変化できる。
〈B〉は部分として、自分の重さは孤立し、体重計の重さのみで固定。
② 〈A〉は「宇宙に生かされている」という本来人間があるべき状況にあると考えられる。それは〈B〉との比較で明確になる。
③ 〈B〉のあり方は今の常識のあり方なので、〈A〉のなす事は〈B〉からすると奇跡的に見えるほどの変化が起こる。
④ 感謝、祈り、伝統的な躾、所作などによっても統一体に近づくことができるが、「気」はその積極的な働きかけができる。それは距離、時間、人数、物を問わず可能となる。

⬇

気の効力、気の成せる技

を通して、人間本来のあり方が見えてくる。

● 気がつくり出す時間差で身体のエネルギーがこれだけ変わるこということは、「気」は我々がこの宇宙に生かされているということや、宇宙に守られているということを教えてくれていると言えるのだ。すなわち人間の本来のあり方がどうあるべきか、なぜ人間が生まれてきたのか、「気」は人としての真理のあり方に気づかせるために存在していると考えている。

図6．身体の時間差をつくる気

重力が創り出す重さ

気による細胞の変化で顕著となることの一つに「身体が重くなる」があります。一般に人の重さは体重計で計った重さを重さとし、同じ人の重さは一定で増えるということはありません。しかし、次のような重さがあります。すなわち先程まで簡単に持ち上げられた人が、同じ人であるにもかかわらず急に持ち上がらなくなるという変化です。これは形や礼[*2]などで自分を重くする方法もありますが、ここで言う重さは積極的な働きかけによって重くする、すなわち「気」によって一瞬にして持ち上がらなくなる重さを言います。

私はこの重さの変化には重力が関係していると考えていて、そのことを拙著『異次元時空を生み出す気と重力』(101頁　2016年)で詳しく述べていますので、以下に引用します。

植物が大地から養分をもらって成長していくように、本来人間は大地からの重力を受けてエネルギーを得ていると考えています。何故ならそれ以外に身体が重くなったり軽くなったりする要因が見当たらないからです。重力の

＊2 型・形や礼で身体が重くなる
身体に気が通ると重くなることについては、『気の開発メソッド　初級編・中級編』『心と体つよい子に育てる躾』(いずれもどう出版)などの著書で正座や礼、礼儀作法や武術の伝統の型などの実践例で詳しく紹介している。

発生源は地球であり、その事は、すなわち地球とのつながりによってより強くなると言い換えることができます。私は現在この事実先行型の仮説を「絶対仮説」と位置付けて後追いの理論に臨んでいるところです。

「地に足がつく」とは昔の人はよく言ったもので、実際体重は同じでも重力の変化で重たくなるわけですが、重くなるということは、一方で次のような発展があります。すなわちその人が重くなるという事は、体積は同じなので身体の密度が増すことになります。その事は身がより詰まるということです。その証としてその密度が高くなった人を寝た状態にさせて、その人の腹に乗っても何ともないほど強くなっていたり、また、掴んできた相手を投げることができるなど、今までの自分にはない状態への変化が明らかに起きます。

さらにはこのように重くなったり強くなったりするだけでなく、身体全体のスピードが速くなったり、身体の細胞が柔になったり剛になったりします。部分体での居付きの硬軟とは異なる剛柔の力です。そのようにして変化した身体は、たとえば竹刀で打っても、変化する前は非常に痛がっていたのが、打ってもさほど痛みを感じなくなったりします。そして肚が据わりびらなくなります。

このように今の常識ではあり得ない強さ、あるいは不可能であったことが一瞬にしてできるようになる身体を総称して「統一体」と位置付けています。

（中略）

今気づかねばならないのは、知識優先の教育や合理性を追求した科学トレーニングによる部分体化された身体からは、統一体が失われつつあり、同時に誰もが持つ潜在能力も失われつつあるということです。

生かされている存在である人間が本来の力を発揮する本質は、地球と一体となる調和力抜きにはあり得ません。だからこそ地球のエネルギーである重力を受けることのできる統一体を取り戻すことが急がれるのです。

（宇城憲治『異次元時空を生み出す気と重力』どう出版）

私はこの、重力とつながることで身体が重くなるという事象を次のような事例で示しています。すなわち、何人かで私を持ち上げてもらい、宙に浮かんだ状態から、私の重さを持ち上げている人が支えきれないほどの重さに変化させるというものです。それは、常識ではおよそ見当がつかないような事象です。

〈実証9〉

①1人が床に寝ます。その上に私が乗れば、当然乗られた人は私の体重の重さを感じます。この時4人がそれぞれ私を持ち上げます。今度は浮いている状態なので、寝ている人には私の体重の重さは全くかかりません。

②しかし、この浮いている状態から自分の身体を重くすると、かかえている4人は私の重さに耐えきれず下へ崩されていきます。その状態にあっても、寝ている人への私の重さはゼロを保ったままとなります。つまり寝ている人は私の体重を感じません。

持ち上げられた私が浮いている状態で、すなわち支点・力点がない状態で、4人を下へ崩すということは常識ではあり得ないことです。しかしこの重さは体重の重さではないことははっきりしていますから、重さの根源として考えられるのは重力しかありません。問題なのはその重力をどう自分に取り込むか、すなわち、つながるかということですが、答えはなくても実際に重くすることができていることが重要なのであり、それがまさに「事実先行」ということです。すなわち、重力とつながり、その力を身体で発揮できれば、このような事象が可能であることをこの実証は示しているのです。

言い換えれば、**今の常識とされている固定された一定の体重の重さや筋力ではなく、地球の重力によって発揮される自在な力の存在**を実証しているのです。すなわち宇宙・地球とつながる力[*3]、自然と調和する力ということです。

まさにそれは体重を持った鳥が空を自由に飛んでいる状態、また魚が水の中を自由に泳いでいるのと似ています。すなわち、空や水に溶け込んでいるということです。

人間の適応能力

私は空を飛ぶ鳥も、海の中で泳ぐ魚も同じように自然と調和するからこそ、それが可能であり、自然体だと思っています。海ではドラム缶を水深20メートルほどに沈めると、すぐに潰れてしまうほど大きな圧力がかかります。ましてや6000メートル以上の深海を調査する深海艇などは、もの凄い圧力がかかります。従って分厚い鋼鉄でつくられなければ、水圧に耐えることができません。

＊3 地球とつながる力
「お母さんと臍の緒でつながっていた赤ちゃんは母親の胎内から生まれ出た瞬間から、今度は臍の緒の代わりに地球を命綱とする。すなわち生まれ出たら、人間という生命体は、自分を創造した地球とつながっていなくてはならない。その力こそ、地球とつながる力なのだ」
『心と体 つよい子に育てる躾』より
(宇城憲治著 どう出版)

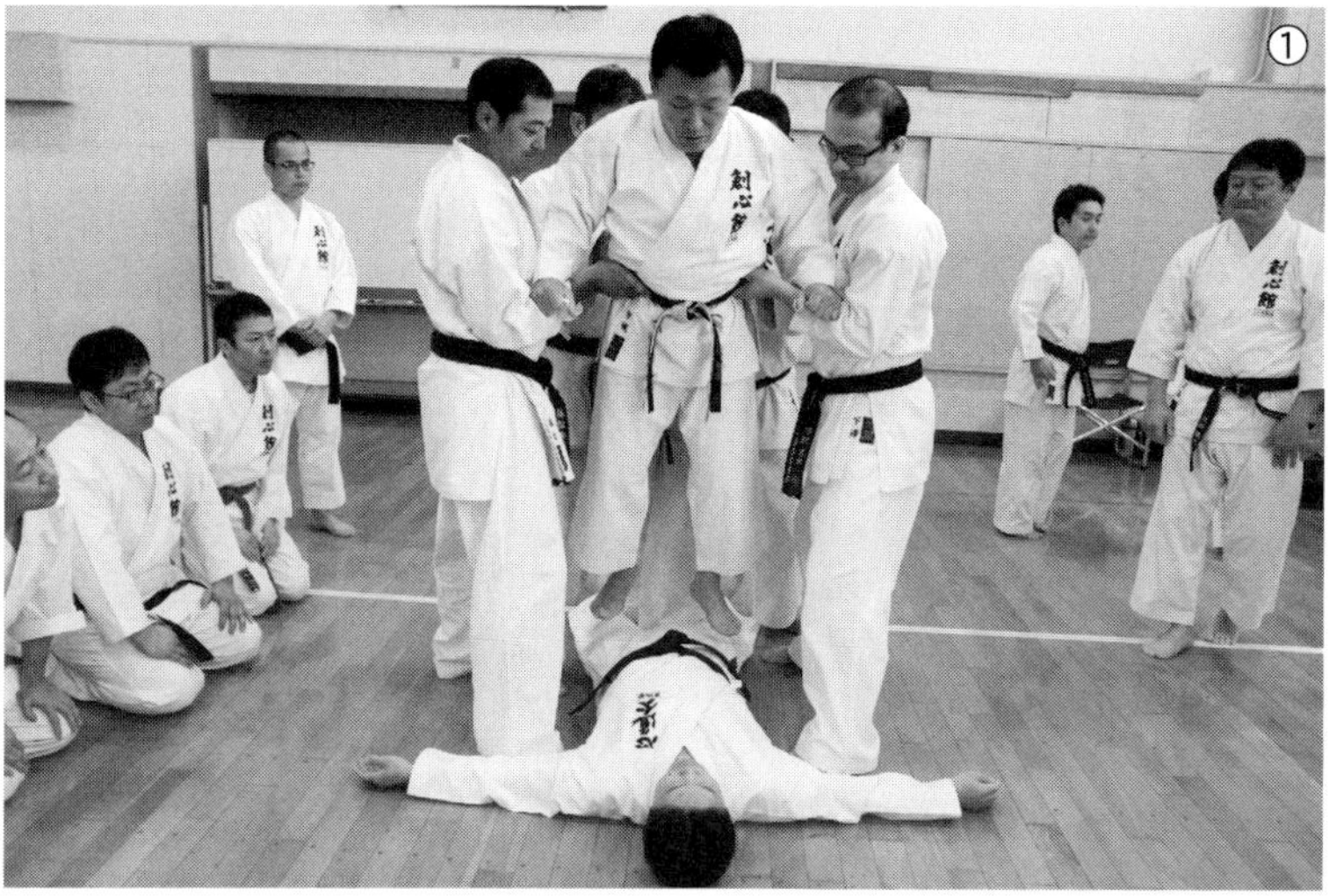

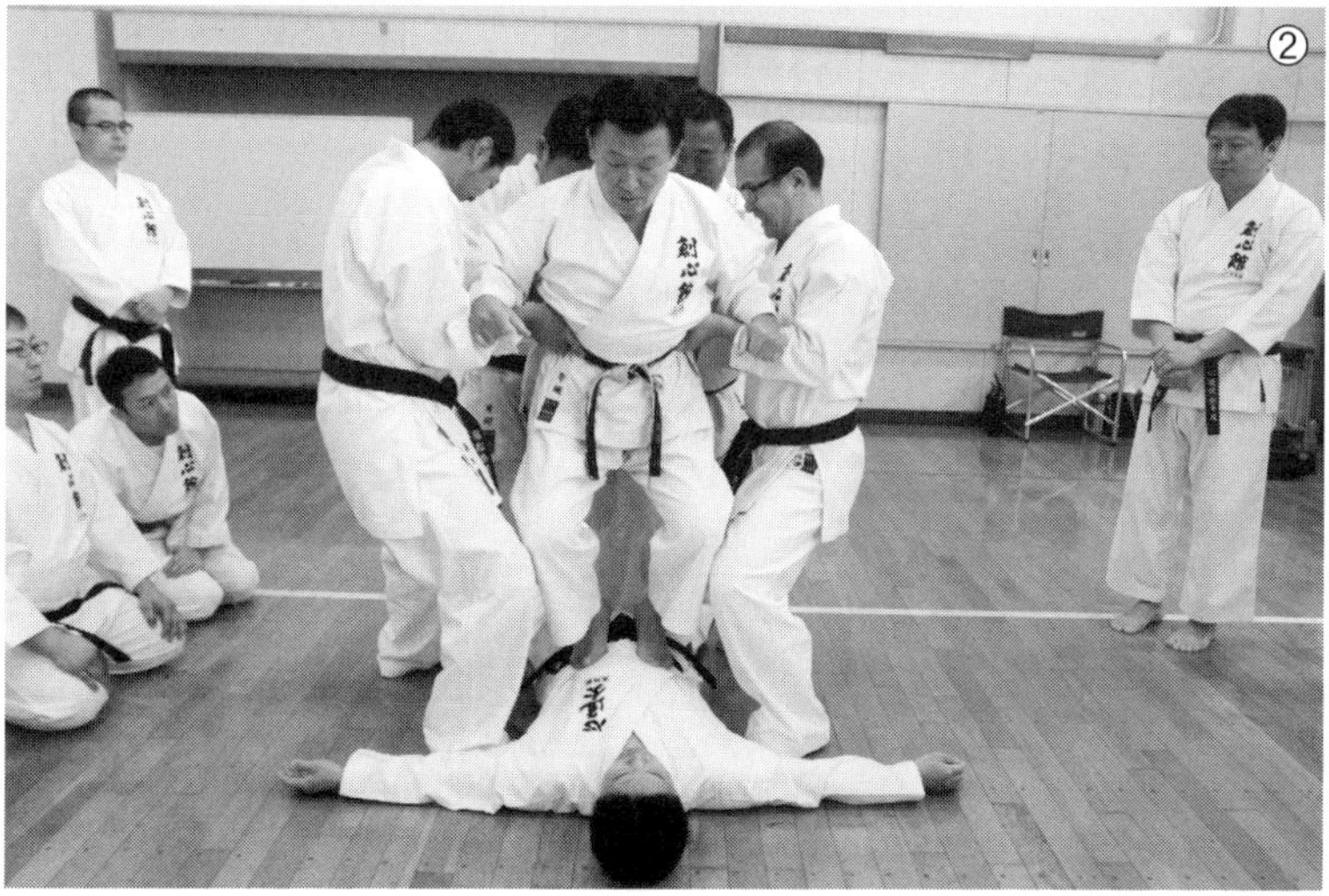

持ち上げられ宙に浮き支点のない状態で、自分を重くし、持ち上げている４人を押し下げる。寝ている人への重さはゼロを保ったままになっている。

（東京空手実践塾）

ところが深海に住む魚はどうでしょうか。軟体にもかかわらず、ゆうゆうと泳いでいます。このように深海魚がなぜ水圧の影響を受けずにゆうゆうとしていられるかと言えば、深海魚が水と一体となっているからです。それは、空を飛ぶ鳥も同じです。飛んでいる時の鳥というのは空気と一体になっているから飛ぶことができているわけです。*4

それでは私たち人間はどうなのかということになりますが、先ほどの気による実証で示した身体の重さの変化からも分かるように、本来地球とつながるはずの私たちの身体は、地球とつながらずに浮いてしまっている状態にあると言えるのではないでしょうか。昔の人は心も生活様式も自然と一体になって暮らしていました。それは自然に溶け込むという適応能力があったからです。まさにそうした適応能力こそ、人間本来の潜在能力であり、凄さであると思うのです。

魚も鳥も水や空気に溶け込んで一体となり境がないということです。ジル・ボルト・テイラー氏が述べている、周りとの境がなくなったという体験も似た現象だと思います。それはまさに気によって周りと一体となることとも同じです。

空手のチャンピオンになってもライオンには勝てませんし、オリンピックのスキージャンプの金メダル選手でも、鳥には勝てません。水泳の金メダリストでも

＊4 鳥は空気と一体となって飛び、魚は水と一体となって泳ぐ。それは空気や水に調和し溶け込んでいるから。

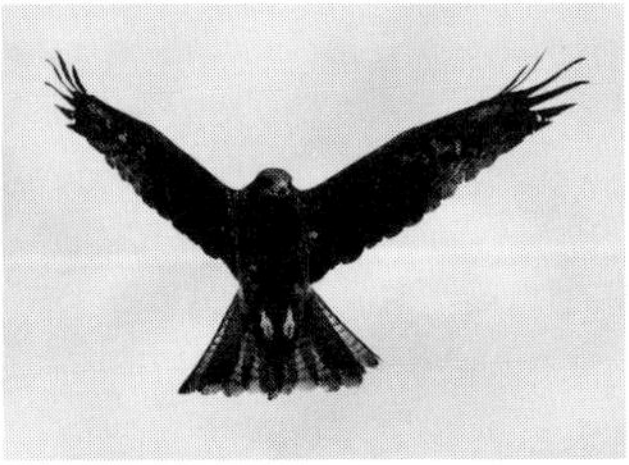

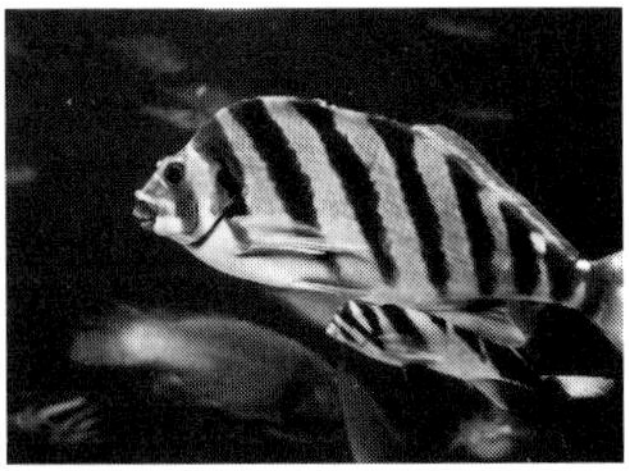

イルカや魚に勝てません。

しかし、ライオンは都会では生きることができませんし、厚い毛皮と脂肪に覆われたホッキョクグマは、赤道直下のような暖かい所では生存できません。＊5

これに対し人間はどこにでも住むことができます。それは動物と違って本能だけでなく適応する「知恵」があるからです。私はこれが人間に与えられた強さだと考えています。人間の脳と身体にはそのような順応力が備わっているということです。その事からしても、本来人間が一番宇宙、自然に溶け込む能力があるはずです。

ところが今、人間は知識優先主義と目に見えるものを第一義とするあまり、目に見えない力やエネルギーを軽視してしまっています。その結果、私たちは人間力の本質にある適応力すなわち調和力を失いつつあります。逆に今の「自分さえよければ」という自己欲は、対立・争いを生んでいます。それはこれまでの実証例からも明らかです。このような対立を繰り返す人間は、宇宙の法則・真理からすると遠からず絶滅危惧種の運命をたどる恐れがあることを忘れてはならないと思います。

＊5 人間のように適応力のないホッキョクグマは現在地球温暖化の環境破壊により氷が溶けて餌場を奪われ、絶滅の危機に瀕している。

重力が創り出す強さ

今まで示してきた実証からも分かるように、宇宙・地球とつながることで、言い換えれば重力を得ることで、いかに人間は強くなるかということです。これは、単に重くなるということだけではありません。もっと大きな意味があるのです。それは体重が一定で重力を取り込み重くなる、つまり体積は同じままで重たいということは、実はそれだけ身体の密度が濃くなっているということです。その証拠にその時の身体を触ると、身が詰まっていることが容易に分かります。この状況下で仮にその人の身体を叩いてみると、叩いた人の手のほうが痛くなったり、それまで投げることができなかった相手を簡単に投げることができたりします。

このように重力と融合することによって身体に変化が起きる。すなわち地球とつながり自分に重力を取り込むことができれば、身体は勝手に重くなります。そしてその重さはいろいろな形で、周りに伝播させることができます。

よく、「あの人は人間的に重みがある」とか、「オーラを感じる」といった表現がなされますが、それはまさに、その人の地球とつながる重力の度合いが根源に

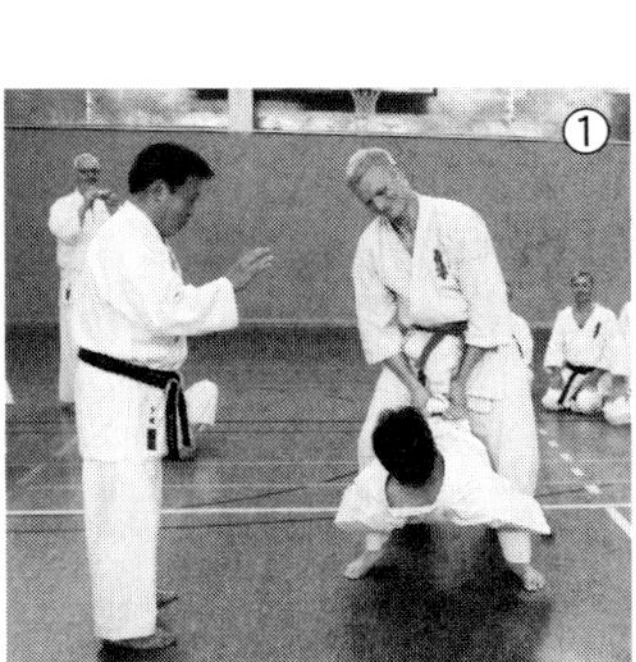

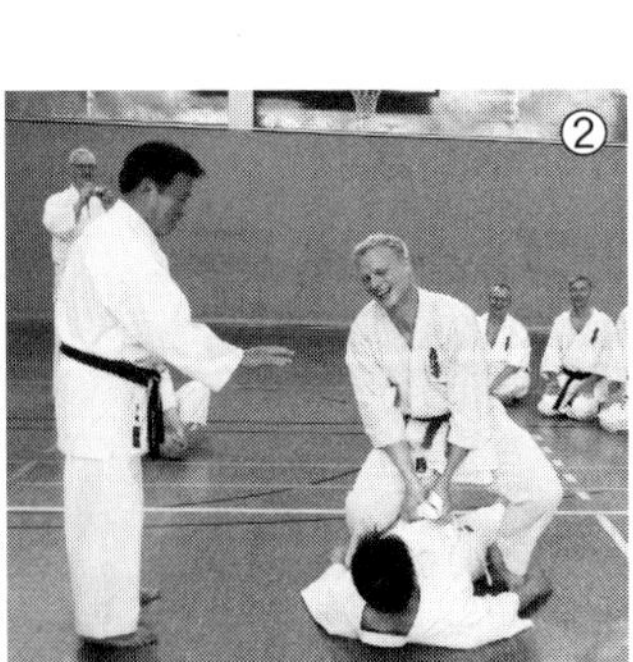

①寝た人を持ち上げる。
②気をかけると重力を得て重くなり持ち上げられなくなる。
（ドイツ・ベルリン空手セミナー）

あり、ぶれない、裏切らないなどの心がその人の雰囲気としてかもしだされているからです。まさにそれは自然との調和からくる、その人の人間としての重さと魅力です。

新しい科学研究の必要性

脳科学の分野においては、ＭＲＩやｆＭＲＩなどの進歩した機器の開発によって必要な実証データが収集されるようになったことで脳に関する様々なことが解明されてきていますが、「実証」とは言ってもその根拠は、脳のどこがどう反応しているかをそれら機器による測定データと合わせて検証し、そこに理論、理屈をつけるという、あくまでも分析主体にあるわけです。

私が展開している実証のあり方は、先ほどから紹介している通り、人の体重を、気によって瞬時に重たくはもちろん、軽くもでき、体重計の数値は一定であるのに急に持ち上げられなくなったり、軽々と持ち上げられたりするというものです。

私が重要視しているのは、こうした体重計では計れない重さの変化などに見られる、常識ではあり得ない、あるいは人智を超えたような事象がどうして起きるのか、ということです。

ＭＲＩ等で、重たい場合と普通の状態で脳の反応にどのような違いがあるのかなどを追究することは、脳と身体の研究をする現状科学にとっても、ひとつの大きなヒントとなり、またさらなる進展への突破口となるのではないかと思っています。

コンピュータやＡＩ技術を用いた様々な測定器などの大きな進歩が始まっている今、偏った考えや保守的な考えに固執することは、すでに存在している宇宙の神秘を逆に分かりにくく、汚すこととなり、また宇宙の中で自らを息苦しくさせるようなものではないかと思います。

科学の進歩・発展のためには、今後、ますます人智を超えたような事象にも焦点を当てていかなければならないと考えます。それだけ宇宙は神秘に満ちているからです。まさに「実証先にありき」の必要性とそれを可能にする「気」はその先端にあると言えます。この宇宙にあるものはすべて元々存在していたわけですから、このような位置づけからの新しい科学研究が必要だと思っています。

現在、人間の心（意識）と身体との関係を科学の言葉で語ろうと世界での研究が進んでいるが、ｆＭＲＩのような脳内の血流の動きを見る装置で気を使っている時の脳の状態を調べれば科学との接点ができてくるのかもしれない。

しかし、心と身体の間に本質的に何が起こっているかを科学が語るまでの道のりははるか遠いと言わざるを得ない。それは、心と身体、精神と肉体の関係の上にある生命としての常識的な状態すら、まだ科学できちんと捉えられていないからだ。

ここで紹介している「気」による実践は、その常識を超えた先、心と身体の関係のさらに深い部分、まさに次元の違う世界を体現している。

この世界を科学で捉えるためには、科学者の意識がこれまでの科学の常識にのみに依存することなく、より自立して考えることが必要であるのかもしれない。

すべてを包み込む「気」

これまでの検証では、たとえば、物をぞんざいに扱うと身体が弱くなり、丁寧に扱うと強くなるというように、統一体になると強く、部分体になると弱いという事象を紹介してきました。しかし、「気」によってこの逆の事象も可能なのです。つまり、「気」は物をぞんざいに扱っても強くもできるし、丁寧に扱っても弱くもすることもできます。

この事は「気」というのは、すべての状況に対して大きなエネルギーで包む力があるということです。つまり、気というエネルギーは、小さな次元で解釈せず、より大きな次元で捉えることが必要であり、分かりやすく言えばまさに「清濁併《せいだくあわ》せ呑《の》む」力であると表現することができます。さらに「気」は「心あり」のあり方に通じることからも分かるように、人間に本来のあり方を気づかせるため、そして本来の人間力を取り戻させるために存在していると考えています。

どの視点でものを見るかで、物事の本質は変わってきます。たとえば次のような捉え方をすると、分かりやすいかと思います。

テーブルに物を放ると放った人の身体は弱くなり丁寧に置いたら強くなることはすでに述べた通りですが、次にこのテーブルが、最初から斜めに置いてあった場合はどうなるのか。*6 斜めのテーブルに対して本を丁寧に、かつまっすぐに置いたとしても、身体は弱くなります。それは、机に対して本がまっすぐに置かれても、部屋全体というもっと大きな視点から見ると机が斜めになっているという不調和があるからです。つまり全体から見た時、斜めになっているテーブルは全体に対して調和を崩しているからです。このように、どの視点でものを見るかで、その本質が変わってくるということです。

さらには、建物自体がゆがんでいた場合、身体はもっと弱くなるかもしれません。その建物が実は手抜き工事があって耐震性に偽りがある場合もあるでしょう。今度は、その建物自体を宇宙から見た場合、全体に対して歪んでいる場合もあります。

このように統一体となり全体という視点を持つことで、それまでの狭い視野からは見えなかった、「何が正しいか」を無意識に捉えることができるのです。「気」はこの全体という調和を物の配列的な形ではなく目に見えないエネルギーで創り出しているので、この気を身体に取り込むことができれば、積極的に場の安定・

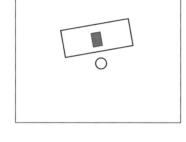

＊6 部屋に対して斜めに置かれたテーブルに本をまっすぐに置いても、身体は弱くなる。

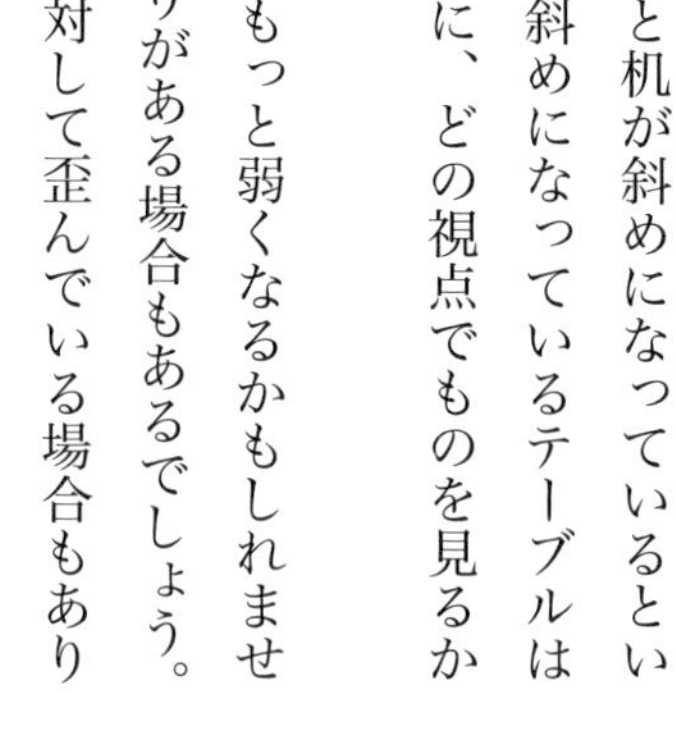

不安定、安全・危険の見極めができるのではと考えています。

魂を残す

大豆の一生を見た時、大豆の種を植え、やがて芽が出て成長し、茶色になって枯れていきます。枯れた大豆は死んでしまっているのでしょうか。根、幹、枝、葉は完全に枯れて死んでいます。しかしその枯れた大豆の豆を皿に置いて水をやると、2、3日したら、芽が出てきます。大豆が死んではいないことが分かります。

大豆は枯れてなくなりますが、完全に枯れるというその一生があってこそ新たに芽生える大豆が創られ命をつないでいくのです。すなわち大豆は成長して自分の命をきちんと生き切り、最後は完全に枯れることによって実を結ぶわけです。もし大豆が生き生きとしている時に実がとられてしまったら、大豆の豆は本当に枯れて死んでしまいます。

人間の一生を見た場合はどうでしょうか。人間の時間は、人生80年として、地球の歴史時間からするとわずか0・6秒しか生きていない計算になるそうです。その肉体もやがて消滅していきます。消滅した時に大豆は自らは枯れて、次に芽を出す実を残します。人間は何を残せるでしょうか。

「魂」です。

肉体は滅びても魂を残していく。魂は生き続けるのです。そのためには、大人の成熟度が中途半端であってはならないということです。中途半端でも子供は生まれます、しかしそれでは次の世代に引き継ぐべきものがきちんと引き継がれません。*7 人間力を弱めることなく、次の世代につないでいくためにも、今一人ひとりが本来の人間力に目覚め、その力を自分に取り戻し、自分の一生を生きるということが急がれるのではないでしょうか。

気に満ちた人間になる

3次元空間に時間が加わると、一般的な科学では、いわゆる4次元時空と言われる場がつくられます。私たちはその場で生活し、行動し、生きています。その生き方は様々ですが、一般の人の生き方のパターンは基本的に、朝起きて食事をし、会社に行って仕事をし、退社して家に帰って食事をし、風呂に入って寝る、の繰り返しの毎日です。

＊7 象は生まれたての赤ん坊であっても、すぐに立ち上がって大人たちについて歩く。そうしなければ生きていけないという厳しさがあるからである。
人間も、未来の子供たちに対し、大人の責任として、次の世代をしっかり継いでもらうためにも、伝えるべきものはきちんと伝えていく厳しさを持たなければならない。

そのパターンの中に、旅行をしたり、飲みに行ったり、趣味を楽しんだりといったアクセントがあるわけですが、基本的な毎日の生活パターンは皆同じです。

その平穏な生活パターンに、自分や他の様々なことが要因となって、好むと好まざるとにかかわらず、人生の喜怒哀楽が始まります。

そうした人生に、自らのしっかりした道を見出す方法があります。

それは「気に満ちた自分になる」ということです。

これまで多くの哲学者、科学者、宗教者たちが、そもそも私たち人間はどうして生まれてきたのか、何故この地球上に人間は存在するのかということに対し、その答えや方向性を見出そうとしてきました。

そうした中にあって私が見出した答えは、「気に満ちた人間になる」ということでした。そこに人間としての道が示されていると確信するに至ったからです。

大切なことは、私たち人間は「この宇宙に、そしてこの地球上で生かされている存在である」ということです。

それは「空気、水、土、火」がなければ、私たちは誰一人生きていけないからです。

ではその空気や水や土、火は誰が作ったのでしょうか。これはどんな科学、宗教をもってしても、答えられない神秘の世界です。永遠に解明できない真理です。

もう一つの神秘は、私たちは1ミリにも満たない受精卵から、お母さんの胎内で細胞分裂を繰り返しながら、10ヵ月後に60兆個の細胞からなる赤ちゃんとして誕生してくるという神秘です。

自動車、飛行機、パソコン……などの「物」であれば設計図があって、部品を組み立てていけば完成品ができあがります。

しかし人間は設計図なしに一個の受精卵から細胞分裂の繰り返しによって目、耳、鼻、臓器、血液などが完成というより創生されていくわけです。

物は完成品として動きます。しかしだからと言って「生きている」とは言いません。人間は生きています。それは人間だけでなく、動物や植物など、自然にあるものはすべて生きています。

ですから、まさに「生かされている」という表現がぴったりくるのではないかと思います。

一個の受精卵から細胞分裂を繰り返しながら自然に人間の形、機能が創生されて誕生し、そして赤ちゃんから子供、そして成人していく過程の中でも、この宇宙からそれぞれの個に何かメッセージが発せられ、それを私たちは無意識のうちに受信できるようになっているのではないか――。私はこの「生かされている」という真理の中で、そう考えるようになりました。

それは「気」の存在を知ったからです。「気」はそのメッセージを実証してくれます。なぜならば、宇宙から、人間には見えず感じることもできない「生かされている」という波動や電波が発せられていること、かつそれによって守られているということが「気」によって分かるからです。

そもそも一個の受精卵が10ヵ月の間に細胞分裂を繰り返しながら60兆個の細胞からなる赤ちゃんとして創生され、そこから人間としての生き方が始まっていくプロセスからしても、生まれたあとの私たちを宇宙が「知りませんよ」とほったらかしにするはずがないのです。そのことに「気」は気づかせてくれています。

だからこそ、私たち一人ひとりが個としても人間全体としても、この宇宙に調和融合していく、すなわち適応していくことが大切だということです。

「強い人間」とは
宇宙が創り出している時空に
融合しているということ。
すなわち宇宙の時空に守られているということ。
それは鳥が空を自由に飛ぶのと同じ。

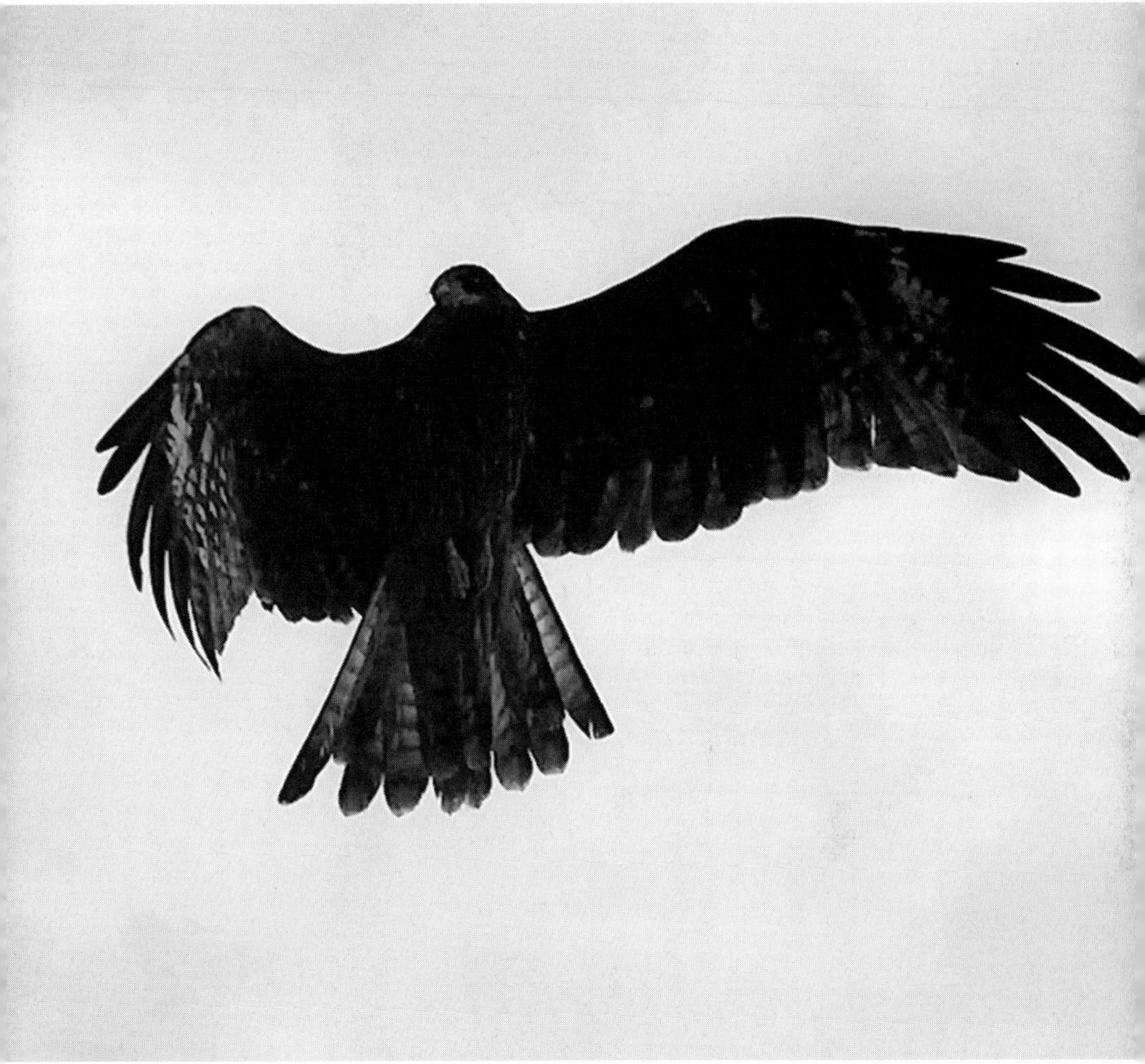

撮影：宇城憲治　丹後半島 伊根（2017.10）

自らの心に従い素直に行動すること。
この歩みこそが他尊自信につながる道となる。
他尊自信とは
自らの幸せと他の幸せをもたらす
心と行動である。
それは世界平和に続く道であり
まさに、それが生きる証でもある。

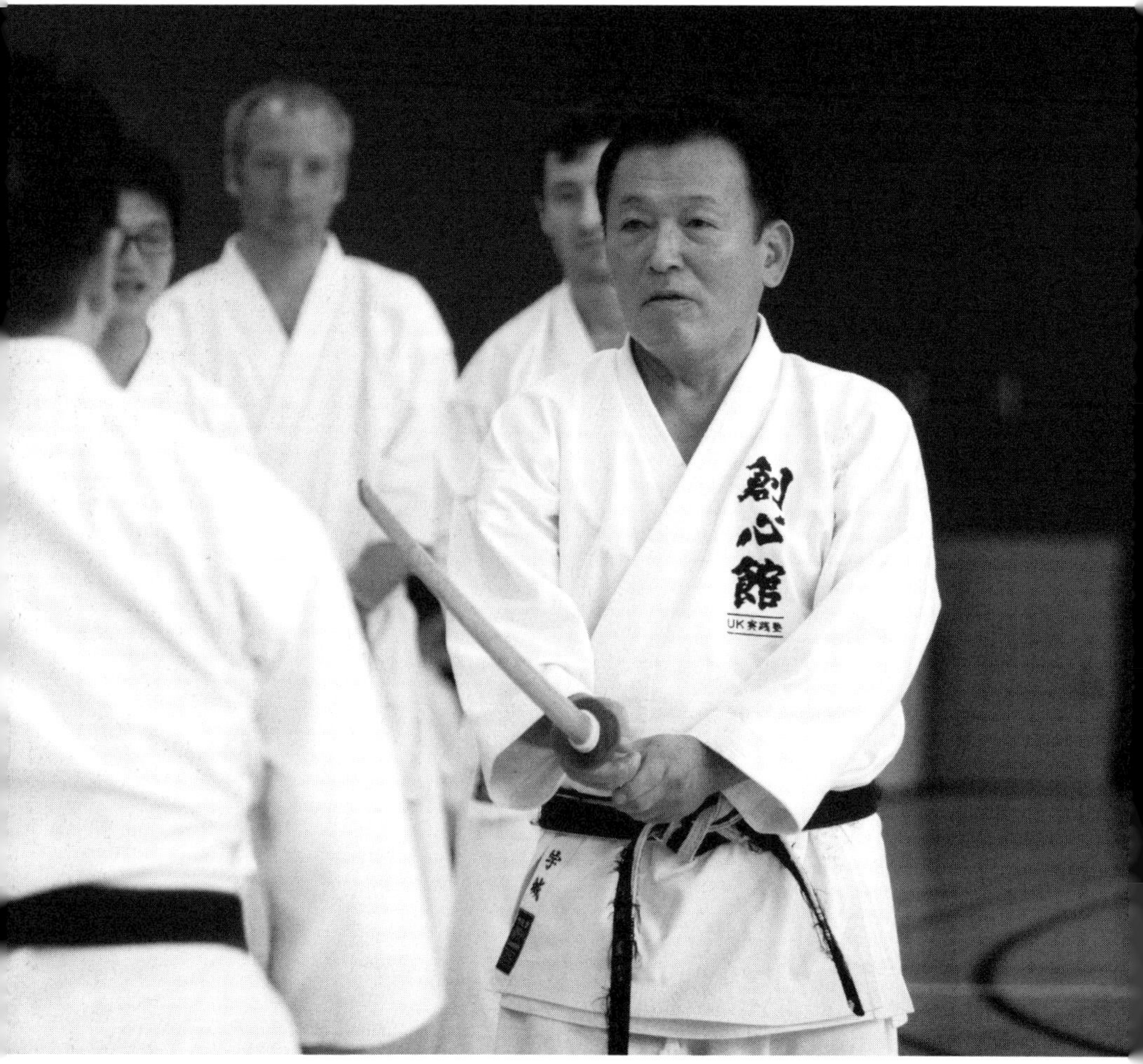

アメリカ シアトル空手セミナー 2017年

おわりに

「気」の不思議、神秘を探る旅

私は「実践・行動、先にありき」を常としてきました。生き方として日常のすべてがそうでした。一言で言えば、実践・行動そのものが「学び」だという信念があったからです。

現在、私は様々な「気」によって起こる事象を通して「気」が、今の常識では考えられないことを可能にするエネルギーであると確信していますが、実際「気」によって人間にはとんでもない可能性、潜在能力がある事を、あらゆる実践の中で実証してきました。

まさに、そういう気に満ちたあり方、すなわち身体は、ジャンルを超えて調和・融合でき、かつその体験・生き方を通して人間力も自然体で向上していくのではと思っています。

私はアメリカ・コロラドで、合気道の指導者約２５０名が参加する1週間の合宿に、2005年から2008年の4年間、合気道指導者の中で唯一、空手の師範として招待され指導しました。合気道との調和・融合です。またフルコン系の世界チャンピオンクラスや格闘技K1のチャンピオン選手などの指導にもあたってきました。さらに水泳、サッカー、野球などでも、世界で活躍できるアスリートを指導してきました。

何故ジャンルが違う世界にもかかわらず指導ができたのか。それはまさしくそこに競技としての技ではなく、もっと次元の高い人間本来の身体のあり方に基づく術技があったからです。それは武道や格闘技、スポーツなどに見られる部分体的な身体の強化や動きや対立的な技ではなく、身体に気を満たすことによって可となる調和・融合の術技、心です。

また「気」は人間だけでなく、物に対して、あるいは人間と物に対して、さらにそれらを包んでいる時空に対して、働きかけ変化させることができることも実証してきました。それは現在の常識からするとあり得ないような事象ばかりで、その事実はあまりにも不思議であり、神秘であり、奇跡のようにも感じられますが、それが現実となっています。

私は今、その神秘、不思議、奇跡の本質をさらに深めるために、その根底にあるものの想定を単なる仮説でなく「実証先にありき」を基にした「絶対仮説」としています。その裏付けとなる理論・理屈を求めてあらゆる本・資料を読み調べていますが、なかなか気の実証の本質に迫るものには出合えていません。

たとえば、脳卒中の後遺症で手、足などが麻痺した人を時間をかけてリハビリするといった医療に対し、私の場合は、不自由な手足を気によって一瞬にして、あるいは触れるだけで動かす事が可能であり、かつそれが実際に脳卒中の後遺症の人に生かせているという事実があります。

また初期ギリシャ科学のタレスやアリストテレスは、「水、空気、火、土」は最初からあったとしていますが、まさに宇宙神秘、生命の神秘という元々あるものを科学でいくら分析、追究してそこに理屈をつけても、それは哲学であって実証ではありません。

そういう観点からすると、科学には大進歩もありますが、特に人間力の本来のあり方、方向においては逆に行き詰まり感があります。それでもこれまでと同じスタンスで進もうとすれば、科学は、人間力にとって重要な「心」をさらに希薄にしてしまいかねません。

それは実社会においても同じことが言えます。「国民の幸せ」を主張する事柄であっても、実際には「不幸への道」を進ませる要素が潜んでいる場合が多々あります。その本質が見えていなければ、ましてそれが虚構であれば、私たちは自らに「天にツバする」ようなものです。なぜなら真実からずれた生き方は、すなわち「心あり」を忘れた「心なし」は、いずれそれが自分たち人類に跳ね返ってくるからです。

その方向からどう脱却したらよいか。その答えがあるとすれば、私は人間の可能性、すなわち、今の常識にあるあり方をはるかに超える潜在能力がすでに私たちに備わっていることへの気づきによって、真の人間力を取り戻すことだと思います。

人間の生みの親である父なる宇宙、母なる地球はその答えを知っているはずです。

宇宙・地球に「生かされている」ことへの気づきは、まさに人間を信じる、自分を信じる、すなわち「自信」につながっていき、その自信こそが他を尊敬し、かつ許容、協調としての他尊につながります。

まさに、「他尊自信」です。自信は心を豊かにしてくれます。

まさに、「心豊かなれば、技冴ゆる」です。

さらに、昔の言い伝え、

「身体は内なる気に応じて動き、気は心の向かうところに応ずる」にあるような教えを「気」は実証してくれます。それは今の科学では実証できていない世界です。

私はこうした経緯のもと、人間力の凄さに気づいてもらうべく、「実証先にありき」を根拠とし、その実証を可能にする「気」を生かしながら、さらなる「気」の神秘を探る旅を、これからも続けていきたいと考えています。

宇城憲治

人間、生まれてきたからには、
もっと大きく、そして堂々と、前を向いて。

ひるむことなく、恐れることなく、
横着をせず、謙虚に、
そして自分を裏切らず。

人との出会い、縁、絆を大事にし、
優しさを常とし、時には厳しく、
それが愛情。

一度しかない人生
今という時間をもっと大事に。
どんな上り坂、下り坂、まさかも、
人生の道。

それが「生きる」ということ。

『進歩・成長とは変化することである。
変化とは深さを知ることである。
深さとは謙虚になることである』

宇城憲治

宇城憲治 うしろ けんじ

1949年 宮崎県小林市生まれ。1986年 由村電器㈱ 技術研究所所長、1991年 同常務取締役、1996年 東軽電工㈱ 代表取締役、1997年 加賀コンポーネント㈱ 代表取締役。エレクトロニクス分野の技術者として、ビデオ機器はじめ衛星携帯電話などの電源や数々の新技術開発に携わり、数多くの特許を取得。また、経営者としても国内外のビジネス界第一線で活躍。一方で、厳しい武道修行に専念し、まさに文武両道の日々を送る。
現在は徹底した文武両道の生き様と武術の究極「気」によって人々の潜在能力を開発する指導に専念。宇城空手塾、宇城道塾、親子塾、高校野球塾、各企業・学校講演、プロ・アマ スポーツ塾などで、「学ぶ・教える」から「気づく・気づかせる」の指導を展開中。

㈱ＵＫ実践塾 代表取締役
宇城塾総本部道場 創心館館長

創心館空手道 範士九段
全剣連居合道 教士七段（無双直伝英信流）

著書に『人間は生まれながらに完成形』『武道の原点』『空手と気』『気の開発メソッド』『人間と気』『気でよみがえる人間力』『子どもにできて 大人にできないこと〈DVD付〉』『気によって解き明かされる心と身体の神秘』『ゼロと無限』『一人革命』『異次元時空を生み出す気と重力』『すべての人に気は満ちている』（どう出版）、『武道の心で日常を生きる』（サンマーク出版）他多数。
ＤＶＤに『宇城空手』全３巻、『人間の潜在能力・気』全２巻、『サンチン 上巻・中巻・下巻』『永遠なる宇城空手』『宇城空手 in AIKI EXPO』（どう出版）がある。

ＵＫ実践塾ホームページ　http://www.uk-jj.com
宇 城 道 塾ホームページ　http://www.dou-shuppan.com/dou

「気」が引き出す驚きの人間力
目に見えない力があなたの人生を変える

2018年4月7日　初版第1刷発行

著　者　宇城憲治

定　価　本体価格 1,500円
発行者　渕上郁子
発行所　株式会社 どう出版
〒252-0313　神奈川県相模原市南区松が枝町 14-17-103
電話　042-748-2423（営業）　042-748-1240（編集）
http://www.dou-shuppan.com
印刷所　株式会社シナノパブリッシングプレス

　ISBN978-4-904464-87-8

宇城憲治の本

異次元時空を生み出す気と重力

人間を突き動かす根源のエネルギーが地球の重力であり、そこに作用するのが「気」――

「気」の存在が重力を変化させ、重力の変化の度合いが、私たちのエネルギーの度合いとなる。重力と気をテーマに、人間の内なるエネルギー、情熱の源を探る、目に見えない存在を見事に形にした、画期的な書。
・四六上製　・定価　１８００円＋税

ゼロと無限　今の常識を超えた所にある未来

謙虚＝自分／宇宙＝０（ゼロ）
可能性＝自分／謙虚＝∞（無限）
ここに人間のエネルギーを取り戻し、幸せに生きる法則がある。これまで非常識とされてきたことのなかにある真実を実例に挙げ、「常識」というマインドコントロールが、いかに能力の発揮を妨げているかを浮き彫りにする。
・A５上製　・定価　２０００円＋税

すべての人に気は満ちている　なぜ、宇城憲治は「気」を自在にするまでに至ったか

「気」によって潜在能力を開花させる指導を展開する宇城憲治に元ニュースキャスターの野中ともよが、「気とは何か」を詳細に掘り下げる。

瞬時に相手に変化を与えるそのエネルギーの源とは、一体何なのか？　その謎、不思議を一つひとつ明らかにし、真の人間力発揮への道筋を浮き彫りにする。
・四六並製　・定価　１６００円＋税

発行　どう出版